Tecniche di Terapia Somatica per Principianti

Il comprovato manuale di auto-calmante per il rilascio del trauma, l'equilibrio mente-corpo e lo sviluppo della resilienza

Liz Press

Introduzione

Benvenuti in "Tecniche di terapia somatica per principianti: il comprovato manuale di auto-calmante per il rilascio dei traumi, l'equilibrio mente-corpo e lo sviluppo della resilienza". Nel viaggio della vita, incontriamo momenti che ci modellano: alcuni gioiosi, altri stimolanti. Per quelli affrontando traumi, stress o cercando di approfondire la connessione mente-corpo, questo libro funge da luce guida.

La terapia somatica offre un approccio unico, concentrandosi sull'intima connessione tra le nostre sensazioni fisiche, emozioni e benessere mentale. Che tu sia nuovo alle pratiche somatiche o cerchi di arricchire il tuo kit di strumenti esistente, questo manuale ti fornisce tecniche pratiche progettate per calmare il tuo sistema nervoso, favorire la resilienza e coltivare una profonda guarigione.

In queste pagine esploreremo le tecniche fondamentali come esercizi di radicamento, pratiche di respirazione e rilassamento muscolare progressivo, il tutto su misura per aiutarti a ritrovare un senso di sicurezza e di potenziamento nel tuo corpo. Scoprirai come il movimento, il tatto e la consapevolezza possono fungere da potenti alleati nel tuo viaggio verso la guarigione. Al di là delle tecniche, questo libro approfondisce la comprensione delle risposte al trauma, lo sviluppo della resilienza emotiva e la costruzione di una struttura di supporto per la pratica quotidiana. Ogni capitolo è realizzato per fornire passaggi chiari e attuabili che siano adatti sia ai principianti che ai professionisti esperti, garantendo l'accessibilità senza compromettere la profondità.

Attraverso esempi di vita reale, casi di studio e testimonianze, sarai testimone in prima persona dell'impatto formativo del sistema nervoso traumatico della terapia somatica sulla vita degli individui. Che tu stia attraversando traumi passati, gestendo lo stress o semplicemente cercando un maggiore equilibrio, queste intuizioni ti ispireranno e ti guideranno verso un benessere sostenibile. Mentre ti imbarchi in questo viaggio, ricorda: hai dentro di te la capacità innata di guarigione. Questo libro è il tuo compagno e offre strumenti per sbloccare quel potenziale e intraprendere un percorso di scoperta di sé e di crescita. Insieme, abbracciamo la saggezza della terapia somatica e intraprendiamo un viaggio verso la resilienza, l'equilibrio e una vita più vibrante.

Capitolo primo

Comprendere la terapia somatica

Cos'è la terapia somatica?

La terapia somatica è un approccio integrativo alla guarigione che enfatizza la connessione tra mente e corpo. Si basa sulla convinzione che il corpo trattiene i traumi passati e che queste manifestazioni fisiche possono avere un impatto sul benessere emotivo e mentale. A differenza delle tradizionali terapie verbali che si concentrano prevalentemente sui processi cognitivi ed emotivi, la terapia somatica affronta le sensazioni fisiche e le esperienze corporee che accompagnano i problemi psicologici.

Il termine "somatico" deriva dalla parola greca "soma", che significa "corpo" del sistema nervoso autonomo. Questa forma di terapia opera sulla premessa che il corpo e la mente sono strettamente connessi e che i traumi emotivi e psicologici possono essere immagazzinati nei tessuti, nei muscoli e nel sistema nervoso del corpo. La terapia somatica cerca di rilasciare questi traumi immagazzinati e ripristinare un senso di equilibrio e armonia all'interno dell'individuo.

I professionisti della terapia somatica utilizzano una serie di tecniche per aiutare i clienti a diventare più consapevoli delle proprie sensazioni corporee e a rilasciare tensioni e traumi. Queste tecniche possono includere esercizi di respirazione, pratiche di radicamento, movimento, tocco ed esercizi di consapevolezza del corpo. Concentrandosi sul corpo e sulle sue sensazioni, i clienti possono accedere ed elaborare emozioni e ricordi che potrebbero non essere facilmente accessibili attraverso la sola comunicazione verbale. La terapia somatica è particolarmente efficace per le persone che hanno subito un trauma, poiché le esperienze traumatiche sono spesso immagazzinate nel corpo e possono manifestarsi come sintomi fisici come dolore cronico, tensione o affaticamento. Affrontando queste manifestazioni fisiche, la terapia somatica può aiutare gli individui a elaborare e guarire dalle loro esperienze traumatiche, portando a un miglioramento della salute emotiva e mentale.

La scienza dietro la terapia somatica

La scienza alla base della terapia somatica affonda le sue radici nella comprensione di come il sistema nervoso e il cervello interagiscono con il corpo. Il sistema nervoso autonomo, che regola le funzioni corporee involontarie come la frequenza cardiaca, la digestione e la frequenza respiratoria, svolge un ruolo cruciale nel modo in cui il corpo risponde allo stress e ai traumi. Il sistema nervoso autonomo è diviso in due rami: il sistema nervoso simpatico e il sistema nervoso parasimpatico.

Il sistema nervoso simpatico è responsabile della risposta "lotta o fuga", che prepara il corpo a rispondere alle minacce percepite. Quando il sistema nervoso simpatico viene attivato, il corpo subisce diversi cambiamenti fisiologici, come l'aumento della frequenza cardiaca, una maggiore vigilanza e il rilascio di ormoni dello stress come l'adrenalina e il cortisolo. Questa risposta è cruciale per la sopravvivenza, ma se attivata troppo frequentemente o intensamente può portare a stress cronico e problemi di salute.

Il sistema nervoso parasimpatico, invece, è responsabile della risposta "riposa e digerisci", che aiuta il corpo a rilassarsi e recuperare dopo un evento stressante. Quando il sistema nervoso parasimpatico viene attivato, il corpo subisce cambiamenti fisiologici che favoriscono il rilassamento, come una diminuzione della frequenza cardiaca, una respirazione più lenta e una riduzione dei livelli di ormone dello stress. Un sano equilibrio tra il sistema nervoso simpatico e il sistema nervoso parasimpatico è essenziale per il benessere generale.

Le esperienze traumatiche possono interrompere questo equilibrio bloccando il sistema nervoso in uno stato di intensa eccitazione o arresto. Ciò può portare a una serie di sintomi fisici e psicologici, come ansia, depressione, dolore cronico e dissociazione. La terapia somatica mira a ripristinare l'equilibrio del sistema nervoso aiutando i clienti a regolare le loro risposte fisiologiche allo stress e ai traumi. Uno dei meccanismi chiave alla base della terapia somatica è il concetto di neuroplasticità, che si riferisce alla capacità del cervello di riorganizzarsi e adattarsi in risposta a nuove esperienze. Attraverso pratiche somatiche, gli individui possono creare nuovi percorsi neurali che promuovono la guarigione e la resilienza. Impegnandosi in pratiche che promuovono la consapevolezza e la regolazione del corpo, i clienti possono riqualificare il proprio sistema nervoso per rispondere in modo più adattivo allo stress e ai traumi.

La ricerca ha dimostrato che gli interventi somatici possono avere un profondo impatto sul cervello e sul corpo. Ad esempio, gli studi hanno dimostrato che pratiche come la respirazione profonda e la meditazione consapevole possono ridurre l'attività del sistema nervoso simpatico e aumentare l'attività del sistema nervoso parasimpatico, portando a una migliore gestione dello stress e alla regolazione emotiva. Inoltre, è stato dimostrato che le terapie basate sul movimento, come lo yoga e la danza, aumentano il rilascio di endorfine e altri emettitori del benessere neurotrautonomico del sistema nervoso, promuovendo un senso di benessere e rilassamento.

Benefici della terapia somatica

I benefici della terapia somatica sono vasti e sfaccettati e comprendono il benessere fisico, emotivo e psicologico. Affrontando il corpo come parte integrante del processo di guarigione, la terapia somatica offre un approccio olistico che può portare a cambiamenti profondi e duraturi. Uno dei principali vantaggi della terapia somatica è la sua capacità di aiutare le persone a rilasciare traumi e tensioni accumulati dal corpo. Le esperienze traumatiche possono rimanere "intrappolate" nei tessuti del corpo, provocando dolore cronico, tensione e altri sintomi fisici. Attraverso tecniche somatiche, gli individui possono rilasciare questi traumi immagazzinati, portando al sollievo dal disagio fisico e ad un senso generale di rilassamento e agio.

Oltre ai benefici fisici, la terapia somatica può avere un impatto significativo anche sul benessere emotivo e psicologico. Promuovendo un maggiore senso di consapevolezza corporea, gli individui possono diventare più in sintonia con le proprie emozioni e imparare a riconoscerle ed elaborarle in modo sano. Questa maggiore consapevolezza emotiva può portare a una migliore regolazione emotiva e a un maggiore senso di pace interiore. La terapia somatica è particolarmente efficace per le persone che hanno subito un trauma, poiché fornisce un ambiente sicuro e di supporto per l'elaborazione dei ricordi e delle emozioni traumatiche. Le terapie tradizionali della parola a volte possono essere nuovamente traumatizzanti per gli individui con una storia di traumi, poiché potrebbero essere costretti a rivivere ricordi dolorosi attraverso il racconto verbale. La terapia somatica, d'altro canto, consente agli individui di elaborare il trauma in modo non verbale, attraverso il corpo. Questo può essere un approccio più delicato ed efficace per i sopravvissuti al trauma.

Un altro vantaggio della terapia somatica è la sua capacità di migliorare la connessione mente-corpo. Nel mondo frenetico e spesso stressante di oggi, molti individui si disconnettono dal proprio corpo, portando a una serie di problemi fisici e psicologici. La terapia somatica aiuta le persone a riconnettersi con il proprio corpo, favorendo un maggiore senso di incarnazione e presenza. Ciò può portare a una migliore consapevolezza di sé, autocompassione e benessere generale. Inoltre, la terapia somatica può migliorare la resilienza e le capacità di coping. Imparando a regolare le proprie risposte fisiologiche allo stress e ai traumi, gli individui possono diventare più resilienti di fronte alle sfide della vita. Le pratiche somatiche possono aiutare gli individui a costruire una "cassetta degli attrezzi" di tecniche per gestire lo stress e le emozioni, promuovendo un maggiore senso di empowerment e autoefficacia.

In che modo la terapia somatica differisce dalle altre modalità

La terapia somatica differisce dalle altre modalità terapeutiche in molti modi fondamentali, principalmente per la sua attenzione al corpo e alla sua integrazione con la mente. Mentre le terapie tradizionali della parola, come la terapia cognitivo-comportamentale e la terapia psicodinamica, si concentrano sui processi cognitivi ed emotivi, la terapia somatica sottolinea l'importanza del ruolo del corpo nella guarigione. Una delle principali distinzioni tra la terapia somatica e le altre modalità è la sua enfasi sulla consapevolezza del corpo e sulle sensazioni corporee. Nella terapia somatica, i clienti sono incoraggiati a sintonizzarsi con il proprio corpo e a notare sensazioni fisiche, come tensione, dolore o rilassamento. Questa attenzione al corpo consente agli individui di accedere ed elaborare emozioni e ricordi che potrebbero non essere facilmente accessibili attraverso la sola comunicazione verbale.

Un'altra differenza fondamentale è l'uso di tecniche fisiche nella terapia somatica. Mentre le terapie tradizionali della parola coinvolgono principalmente la comunicazione verbale, la terapia somatica incorpora una serie di pratiche fisiche, come esercizi di respirazione, movimento, tocco e tecniche di radicamento. Queste pratiche aiutano le persone a rilasciare traumi e tensioni immagazzinati nel corpo, promuovendo la guarigione fisica ed emotiva. La terapia somatica differisce dalle altre modalità anche nel suo approccio al trauma. Le terapie tradizionali della parola a volte possono essere nuovamente traumatizzanti per gli individui con una storia di traumi, poiché potrebbero essere costretti a rivivere ricordi dolorosi attraverso il racconto verbale. La terapia somatica, d'altro canto, fornisce un modo non verbale per elaborare il trauma, attraverso il corpo. Questo può essere un approccio più delicato ed efficace per i sopravvissuti al trauma.

Inoltre, la terapia somatica è di natura olistica e affronta l'interconnessione tra mente, corpo ed emozioni. Questo approccio olistico riconosce che il benessere fisico, emotivo e psicologico sono correlati e che la guarigione deve coinvolgere tutti gli aspetti del sé. Affrontando il corpo come parte integrante del processo di guarigione, la terapia somatica offre un approccio completo e integrato al benessere.

Capitolo due

La connessione mente-corpo

Comprendere la relazione mente-corpo

La relazione mente-corpo è un aspetto fondamentale dell'esistenza umana, che comprende l'intricata interazione tra i nostri stati mentali e fisici. Questa connessione è radicata nella consapevolezza che i nostri pensieri, emozioni e comportamenti sono strettamente legati ai nostri processi fisiologici. Storicamente, la mente e il corpo erano spesso visti come entità separate, ma la scienza moderna ha sempre più riconosciuto la loro profonda interconnessione. Questa prospettiva olistica riconosce che il nostro stato mentale può avere un impatto significativo sulla nostra salute fisica e viceversa.

La relazione mente-corpo è evidente in varie esperienze quotidiane. Ad esempio, lo stress può portare a sintomi fisici come mal di testa, tensione muscolare e affaticamento. Al contrario, i disturbi fisici possono influenzare il nostro stato mentale, provocando ansia, depressione o senso di disperazione. Questa influenza bidirezionale evidenzia l'importanza di considerare sia gli aspetti mentali che quelli fisici nella salute e nel benessere.

Uno dei principi fondamentali della connessione mente-corpo è il concetto di risposte psicosomatiche, in cui i fattori psicologici possono indurre o esacerbare i sintomi fisici. Ad esempio, lo stress cronico può indebolire il sistema immunitario, rendendo gli individui più suscettibili alle malattie. Allo stesso modo, il trauma emotivo può manifestarsi come dolore cronico o altre condizioni fisiche. Comprendere questa relazione può ispirare approcci più efficaci all'assistenza sanitaria, sottolineando la necessità di trattamenti che affrontino sia gli aspetti mentali che quelli fisici della salute. Anche la connessione mente-corpo gioca un ruolo cruciale nel processo di guarigione. Pratiche come la meditazione consapevole, lo yoga e il tai chi sfruttano questa relazione promuovendo il rilassamento mentale e il benessere fisico. Queste pratiche incoraggiano le persone a coltivare la consapevolezza del proprio corpo e della propria mente, favorendo un senso di armonia ed equilibrio. La ricerca ha dimostrato che tali pratiche mente-corpo possono ridurre lo stress, migliorare l'umore e migliorare la salute generale.

Il ruolo del sistema nervoso

Il sistema nervoso è centrale nella connessione mente-corpo e funge da rete di comunicazione primaria tra il cervello e il resto del corpo. È composto da due parti principali: il sistema nervoso centrale, che comprende il cervello e il midollo spinale, e il sistema nervoso periferico, che collega il sistema nervoso centrale al resto del corpo.

Il sistema nervoso autonomo, una suddivisione del sistema nervoso parasimpatico, svolge un ruolo fondamentale nella regolazione delle funzioni corporee involontarie come la frequenza cardiaca, la digestione e la frequenza respiratoria. Il sistema nervoso autonomo è ulteriormente suddiviso in sistema nervoso simpatico e sistema nervoso parasimpatico, che lavorano insieme per mantenere l'omeostasi. Il sistema nervoso simpatico è responsabile della risposta "lotta o fuga", che prepara il corpo a rispondere alle minacce percepite. Quando attivato, il sistema nervoso simpatico aumenta la frequenza cardiaca, reindirizza il flusso sanguigno verso i muscoli essenziali e rilascia ormoni dello stress come adrenalina e cortisolo. Questa risposta è essenziale per la sopravvivenza, poiché consente reazioni rapide al pericolo. Tuttavia, l'attivazione cronica del sistema nervoso simpatico, spesso dovuta a stress prolungato, può portare a risultati negativi sulla salute come ipertensione, ansia e soppressione del sistema immunitario.

Al contrario, il sistema nervoso parasimpatico promuove la risposta "riposa e digerisci", che aiuta il corpo a rilassarsi e recuperare dopo lo stress. L'attivazione del sistema nervoso parasimpatico rallenta la frequenza cardiaca, migliora la digestione e promuove il rilascio di ormoni che facilitano il rilassamento e la guarigione. Un sano equilibrio tra il sistema nervoso simpatico e il sistema nervoso parasimpatico è fondamentale per mantenere la salute e il benessere generale. Il ruolo del sistema nervoso nella connessione mente-corpo è ulteriormente illustrato dal suo coinvolgimento nella risposta allo stress. Quando un individuo percepisce una minaccia, l'ipotalamo nel cervello attiva il sistema nervoso simpatico, innescando una cascata di cambiamenti fisiologici. Questa risposta è benefica in situazioni acute, ma quando lo stress è cronico può portare a problemi di salute a lungo termine.

Comprendere il ruolo del sistema nervoso nella connessione mente-corpo può informare le strategie per promuovere l'equilibrio e la resilienza. Tecniche come la respirazione profonda, il rilassamento muscolare progressivo e la meditazione consapevole possono attivare il sistema nervoso parasimpatico, aiutando a contrastare gli effetti dello stress cronico. Imparando a regolare le risposte del proprio sistema nervoso, gli individui possono migliorare la propria salute mentale e fisica.

Come il trauma colpisce il corpo

Il trauma può avere effetti profondi e duraturi sul corpo, manifestandosi spesso come sintomi fisici e condizioni di salute croniche. Quando un individuo sperimenta un trauma, sia esso fisico, emotivo o psicologico, il corpo e la mente rispondono in modi che possono lasciare impronte durature sul suo benessere generale. Uno dei principali modi in cui il trauma colpisce il corpo è attraverso l'attivazione della risposta allo stress. Durante un evento traumatico, il sistema nervoso simpatico del corpo viene attivato, preparando l'individuo a combattere, fuggire o immobilizzarsi in risposta alla minaccia. Questa attivazione comporta il rilascio di ormoni dello stress come l'adrenalina e il cortisolo, che facilitano le reazioni fisiche rapide. Sebbene questa risposta sia cruciale per la sopravvivenza, un'attivazione prolungata o ripetuta dovuta a un trauma in corso può portare a uno stato di ipereccitazione.

L'ipereccitazione può provocare vari sintomi fisici, tra cui aumento della frequenza cardiaca, tensione muscolare e maggiore consapevolezza sensoriale. Nel tempo, la costante attivazione della risposta allo stress può portare a condizioni croniche come ipertensione, malattie cardiovascolari e disturbi digestivi. Inoltre, il sistema immunitario può essere compromesso, rendendo l'individuo più suscettibile alle infezioni e alle malattie. Il trauma può manifestarsi anche come sintomi somatici, che sono manifestazioni fisiche di disagio psicologico. Questi sintomi possono includere dolore cronico, problemi gastrointestinali e dolori e dolori inspiegabili. I sintomi somatici sono spesso il modo in cui il corpo esprime e affronta un trauma irrisolto. Per molti individui, questi sintomi persistono molto tempo dopo la fine dell'evento traumatico, fungendo da promemoria del passato e fonte di disagio continuo.

In alcuni casi, il trauma può portare alla dissociazione, un meccanismo di difesa psicologica in cui l'individuo si disconnette dai propri pensieri, sentimenti o sensazioni corporee. La dissociazione può servire come meccanismo di coping per proteggere l'individuo da emozioni e ricordi travolgenti associati al trauma. Tuttavia, può anche portare a una disconnessione dal corpo, rendendo difficile per le persone riconoscere e soddisfare i propri bisogni fisici.

Il disturbo da stress post-traumatico è una condizione che esemplifica il modo in cui il trauma può influenzare il corpo. Gli individui con disturbo da stress post-traumatico possono sperimentare flashback, incubi e pensieri intrusivi legati all'evento traumatico. Questi sintomi psicologici sono spesso accompagnati da sintomi fisici come ipervigilanza, risposta di allarme esagerata e difficoltà a dormire. La risposta allo stress del corpo diventa disregolata, portando a uno stato di costante attenzione e tensione. La guarigione dal trauma richiede di affrontare sia gli aspetti psicologici che quelli fisici dell'esperienza. La terapia somatica, che si concentra sul ruolo del corpo nel trauma e nella guarigione, può essere particolarmente efficace. Tecniche come esercizi di radicamento, pratiche di consapevolezza del corpo e terapia del movimento possono aiutare le persone a rilasciare traumi e tensioni accumulati dal corpo. Riconnettendosi con il proprio corpo e imparando a regolare le proprie risposte fisiologiche, gli individui possono iniziare a guarire dagli effetti del trauma.

L'importanza della consapevolezza corporea

La consapevolezza corporea, nota anche come interocezione, è la capacità di percepire e comprendere le sensazioni interne del corpo. Svolge un ruolo cruciale nella connessione mente-corpo, poiché consente agli individui di riconoscere e rispondere ai propri bisogni fisici ed emozioni. Lo sviluppo della consapevolezza corporea può portare a un miglioramento della salute, della regolazione emotiva e del benessere generale. Uno dei principali vantaggi della consapevolezza del corpo è la sua capacità di migliorare l'autoregolazione. Sintonizzandosi sulle proprie sensazioni corporee, gli individui possono diventare più in sintonia con i propri stati emotivi e imparare a gestire le proprie risposte allo stress e alle sfide. Ad esempio, riconoscere i segni fisici dello stress, come l'aumento della frequenza cardiaca o la tensione muscolare, può spingere le persone a impegnarsi in tecniche di rilassamento o altre strategie di coping. Questa consapevolezza può prevenire l'accumulo di stress cronico e i problemi di salute ad esso associati.

Anche la consapevolezza del corpo gioca un ruolo cruciale nell'elaborazione emotiva. Le emozioni sono spesso vissute come sensazioni fisiche nel corpo, come una stretta al petto, uno stomaco che trema o un nodo alla gola. Sviluppando la consapevolezza del corpo, gli individui possono imparare a riconoscere e dare un nome a queste sensazioni, permettendo loro di elaborare ed esprimere le proprie emozioni in modo più efficace. Ciò può portare a una migliore regolazione emotiva e a un maggiore senso di equilibrio emotivo. Oltre ai benefici per la salute emotiva, la consapevolezza del corpo può anche migliorare la salute fisica. Sintonizzati sulle proprie sensazioni corporee, gli individui possono diventare più consapevoli dei propri bisogni fisici e adottare misure proattive per affrontarli. Ad esempio, riconoscere i segnali di fame, stanchezza o disagio può spingere le persone a mangiare, riposare o modificare la propria postura, prevenendo lo sviluppo di problemi di salute più gravi. La consapevolezza del corpo può anche migliorare le prestazioni fisiche, poiché consente alle persone di mettere a punto i propri movimenti e rispondere al feedback del proprio corpo durante le attività fisiche.

Le pratiche di consapevolezza sono un potente modo per sviluppare la consapevolezza del corpo. La consapevolezza implica prestare attenzione al momento presente con curiosità e non giudizio. Concentrandosi sulle proprie sensazioni corporee, gli individui possono coltivare un maggiore senso di connessione con il proprio corpo e sviluppare una comprensione più profonda dei propri stati fisici ed emotivi. Tecniche come il sistema nervoso scautonomico del corpo, la respirazione consapevole e il movimento consapevole possono aiutare le persone a sviluppare questa consapevolezza e integrarla nella loro vita quotidiana. Anche lo yoga e altre pratiche mente-corpo sono efficaci per migliorare la consapevolezza del corpo. Queste pratiche implicano il movimento del corpo con intenzione e consapevolezza, promuovendo un senso di incarnazione e presenza. Attraverso lo yoga, le persone possono imparare ad ascoltare il proprio corpo, riconoscere i propri limiti e rispondere ai propri bisogni fisici con compassione e cura. Questa consapevolezza può estendersi oltre il tappetino da yoga, influenzando il modo in cui gli individui si muovono nella loro vita quotidiana e interagiscono con il proprio corpo.

La consapevolezza del corpo è essenziale anche per la guarigione dal trauma. Le esperienze traumatiche possono portare a una disconnessione dal corpo, rendendo difficile per gli individui riconoscere e rispondere ai propri bisogni fisici. Sviluppare la consapevolezza del corpo può aiutare le persone a riconnettersi con il proprio corpo ed elaborare le proprie esperienze traumatiche in modo sicuro e di supporto. La terapia somatica, che enfatizza il ruolo del corpo nel trauma e nella guarigione, può essere particolarmente efficace a questo scopo.

Capitolo tre

Iniziare con la terapia somatica

La terapia somatica è un approccio che integra mente e corpo per affrontare i sintomi fisici e psicologici. Questo metodo olistico riconosce la profonda connessione tra emozioni ed esperienze fisiche, offrendo un percorso di guarigione che si fonda sulle sensazioni e sui movimenti del corpo. Che tu sia nuovo alla terapia somatica o stia cercando di approfondire la tua pratica, comprendere i principi fondamentali e i passaggi coinvolti può migliorare significativamente il tuo viaggio verso il benessere.

Stabilire intenzioni di guarigione

Stabilire intenzioni chiare è un primo passo cruciale nella terapia somatica. Le intenzioni fungono da bussola guida, aiutando a concentrare i tuoi sforzi e le tue energie verso obiettivi di guarigione specifici. Inizia riflettendo su ciò che speri di ottenere attraverso la terapia somatica.

Stai cercando di rilasciare traumi passati, ridurre lo stress, migliorare la regolazione emotiva o migliorare il tuo benessere generale? Identificare i tuoi obiettivi può fornire chiarezza e direzione. Quando stabilisci le tue intenzioni, è importante essere specifici e realistici. Ad esempio, invece di un obiettivo ampio come "Voglio sentirmi meglio", potresti stabilire un'intenzione più precisa come "Voglio ridurre l'ansia durante le situazioni stressanti". Questa specificità aiuta a creare passaggi attuabili e a misurare i progressi. Inoltre, sii gentile con te stesso in questo processo. La guarigione non è lineare ed è essenziale lasciare spazio per miglioramenti graduali e battute d'arresto.

Il journaling può essere uno strumento prezioso in questa fase. Annotare le tue intenzioni ti consente di articolare chiaramente i tuoi pensieri e sentimenti. Rivisitare periodicamente queste voci può anche aiutarti a tenere traccia dei tuoi progressi e ad adattare i tuoi obiettivi secondo necessità. Inoltre, condividere le tue intenzioni con un terapista o una comunità di supporto può fornire ulteriore incoraggiamento e responsabilità.

Creare uno spazio sicuro per la pratica

Un ambiente sicuro e nutriente è fondamentale per una terapia somatica efficace. Questo spazio dovrebbe essere fisicamente confortevole ed emotivamente sicuro, favorendo un senso di sicurezza che ti consenta di esplorare ed esprimere le tue esperienze interiori senza paura o giudizio. Sia che tu stia praticando a casa o in un ambiente professionale, l'atmosfera del tuo ambiente può avere un impatto significativo sui risultati terapeutici. Inizia selezionando un luogo in cui ti senti più a tuo agio. Potrebbe trattarsi di una stanza tranquilla della tua casa, di un angolo tranquillo in un giardino o di uno spazio terapeutico designato. Assicurarsi che quest'area sia libera da distrazioni e interruzioni. Il comfort è fondamentale, quindi considera fattori come l'illuminazione, la temperatura e la disposizione dei posti a sedere. Luci soffuse, una sedia o un tappetino comodi e una coperta possono contribuire a creare un'atmosfera rilassante.

Personalizzare il tuo spazio con oggetti che ti danno conforto e gioia può anche migliorare la tua pratica. Ciò potrebbe includere fotografie, piante, oli essenziali o musica rilassante. L'obiettivo è creare un ambiente sicuro e invitante, che consenta di immergersi completamente nel processo terapeutico. Altrettanto importante è la sicurezza emotiva del tuo spazio. Stabilisci dei limiti che proteggano il tuo tempo e le tue energie durante la pratica. Informa chi ti circonda della tua esigenza di tempo ininterrotto e, se necessario, valuta la possibilità di utilizzare un cartello "non disturbare". La sicurezza emotiva implica anche auto-compassione e pazienza. Avvicinati alla tua pratica con una mentalità non giudicante, riconoscendo che tutte le emozioni e le sensazioni sono valide e degne di attenzione.

Strumenti e oggetti di scena di cui potresti aver bisogno

Sebbene la terapia somatica si basi principalmente sul corpo e sulla mente, alcuni strumenti e supporti possono migliorare la pratica e facilitare un'esplorazione più profonda. Questi articoli non sono strettamente necessari ma possono fornire ulteriore supporto e comfort. Uno degli oggetti di scena più comunemente usati nella terapia somatica è un tappetino da yoga o un comodo tappeto. Ciò fornisce uno spazio designato per il movimento e gli esercizi di messa a terra. Cuscini e supporti possono essere utili per mantenere posture comode durante le sessioni più lunghe. Possono anche sostenere il corpo in pose riparatrici, favorendo il rilassamento e il rilascio.

Altri strumenti che possono essere utili includono rulli di schiuma e palline massaggianti, che possono essere utilizzate per l'automassaggio e il rilascio miofasciale. Questi strumenti aiutano ad alleviare la tensione muscolare e ad aumentare la consapevolezza del proprio corpo, migliorando la connessione tra sensazioni fisiche ed esperienze emotive. Possono essere utili anche ausili per la respirazione, come un cuscino per la respirazione o una semplice maschera per gli occhi. Un cuscino respiratorio supporta la respirazione diaframmatica, che è una componente fondamentale di molte pratiche somatiche. Una maschera per gli occhi può aiutare a bloccare le distrazioni visive, consentendo una concentrazione interna più profonda.

Oltre agli oggetti di scena fisici, valuta la possibilità di incorporare oggetti sensoriali che coinvolgano sensi diversi. L'aromaterapia con oli essenziali può creare un ambiente rilassante, mentre una macchina sonora o una musica soft possono fornire rilassamento uditivo. Oggetti strutturati come palline antistress o tessuti tattili possono offrire sensazioni radicanti, aiutando ad ancorare la tua attenzione al momento presente.

Stabilire una routine

La coerenza è fondamentale nella terapia somatica e stabilire una routine regolare può aumentare significativamente i benefici della tua pratica. Una routine ben strutturata fornisce un senso di stabilità e continuità, permettendoti di sfruttare i progressi di ogni sessione. Inizia programmando sessioni regolari che si adattino alla tua routine quotidiana o settimanale. La coerenza è più importante della durata, quindi anche sessioni brevi e frequenti possono essere molto efficaci. Decidi l'orario più adatto a te, che sia la mattina per iniziare la giornata con consapevolezza o la sera per rilassarti.

Anche sviluppare un rituale per iniziare e terminare la pratica può essere utile. Ciò potrebbe includere accendere una candela, suonare un brano musicale specifico o prendersi qualche momento per centrarsi con respiri profondi. I rituali aiutano a segnalare alla tua mente e al tuo corpo che è ora di inserire il sistema nervoso traumatico in uno spazio terapeutico, creando un confine tra la tua pratica e la vita quotidiana. Durante le tue sessioni, inizia con esercizi di radicamento che ti aiutano a connetterti con il tuo corpo. Ciò potrebbe comportare la respirazione profonda, il sistema nervoso scautonomico del corpo o uno stretching delicato. Gli esercizi di radicamento preparano il tuo corpo e la tua mente per un lavoro più profondo promuovendo il rilassamento e la consapevolezza del momento presente.

Man mano che avanzi, incorpora una varietà di tecniche somatiche su misura per le tue esigenze e obiettivi. Ciò potrebbe includere pratiche di movimento come lo yoga o il Tai Chi, arti espressive come la danza o il disegno ed esercizi di consapevolezza come la meditazione o l'immaginazione guidata. Consenti alle tue sessioni di essere fluide e reattive al tuo stato attuale, adattando le tue pratiche in base a ciò che ti sembra più di supporto. Riflettere su ogni sessione può approfondire la comprensione e l'integrazione delle esperienze. Prenditi qualche minuto per scrivere un diario o meditare su ciò che hai sentito, notato e imparato. Questa riflessione non solo consolida i benefici della tua pratica, ma fornisce anche preziosi spunti per le sessioni future.

In definitiva, l'obiettivo della terapia somatica è coltivare una connessione più profonda con il proprio corpo e le proprie emozioni, favorendo un senso di completezza e benessere. Stabilindo intenzioni chiare, creando un ambiente sicuro e nutriente, utilizzando strumenti di supporto e stabilendo una routine coerente, puoi creare una solida base per la tua pratica di terapia somatica. Questo approccio olistico alla guarigione onora l'intricata interazione tra mente e corpo, offrendo un percorso compassionevole verso la formazione e la crescita del sistema nervoso traumatonomico.

Capitolo quattro

Tecniche fondamentali per l'auto-calmante

Le tecniche di auto-calmante sono abilità essenziali che aiutano le persone a gestire lo stress, l'ansia e altre sfide emotive. Coltivando queste tecniche, si può favorire un senso di calma interiore e resilienza, consentendo una migliore regolazione emotiva e un benessere generale. Comprendere e integrare i metodi fondamentali di auto-consolazione può fornire strumenti preziosi per affrontare gli alti e bassi della vita con maggiore facilità e sicurezza.

Tecniche di messa a terra

Le tecniche di radicamento sono metodi pratici progettati per ancorare un individuo al momento presente. Queste tecniche sono particolarmente utili durante i periodi di intenso stress, ansia o dissociazione, poiché aiutano a spostare l'attenzione dai pensieri e dalle emozioni angoscianti al qui e ora. Il radicamento può coinvolgere strategie fisiche, mentali o sensoriali, ciascuna mirata a creare un senso di stabilità e controllo. Una tecnica di radicamento efficace è il metodo 5-4-3-2-1. Ciò implica identificare cinque cose che puoi vedere, quattro cose che puoi toccare, tre cose che puoi sentire, due cose che puoi annusare e una cosa che puoi gustare. Questo esercizio coinvolge più sensi, reindirizzando l'attenzione lontano dall'ansia o dai pensieri angoscianti e nell'ambiente circostante. Il processo di nominare questi elementi aiuta a interrompere schemi di pensiero negativi e promuovere un senso di presenza.

Un'altra strategia di radicamento è l'uso della sensazione fisica. Ciò può includere attività come camminare a piedi nudi sull'erba, tenere in mano un pezzo di ghiaccio o fare una doccia fredda. Le sensazioni fisiche associate a queste attività possono essere incredibilmente radicanti, riportando l'attenzione sul corpo e sul momento presente. Allo stesso modo, impegnarsi in movimenti ritmici come battere i piedi, stringere e aprire i pugni o persino oscillare può fornire un effetto di radicamento.

Anche le tecniche di radicamento mentale possono essere molto efficaci. Questi potrebbero comportare semplici esercizi mentali come contare all'indietro da 100 a sette, recitare una poesia preferita o il testo di una canzone o visualizzare un luogo sicuro e tranquillo. Queste attività mentali richiedono concentrazione, che aiuta a distogliere l'attenzione dalle emozioni e dai pensieri angoscianti. Le visualizzazioni, in particolare, possono creare un potente senso di sicurezza e calma portandoti mentalmente trautonomico sul sistema nervoso in un luogo dove ti senti sicuro e a tuo agio. Le tecniche di grounding sono versatili e possono essere adattate per soddisfare le preferenze e i contesti individuali. La chiave è trovare metodi che risuonino personalmente e che possano essere facilmente implementati nei momenti di bisogno. La pratica regolare di queste tecniche può anche migliorare la loro efficacia, rendendole più accessibili durante i periodi di maggiore stress o ansia.

Esercizi di respirazione

Gli esercizi di respirazione sono una pietra miliare delle pratiche auto-calmanti. La respirazione controllata può avere un impatto significativo sul sistema nervoso autonomo, favorendo il rilassamento e riducendo lo stress. Concentrandosi sul respiro, le persone possono calmare la mente e il corpo, creando un senso di tranquillità ed equilibrio. Uno degli esercizi di respirazione più semplici ed efficaci è la respirazione diaframmatica, detta anche respirazione del ventre. Questa tecnica prevede la respirazione profonda nell'addome anziché nel torace. Per esercitarti, siediti o sdraiati in una posizione comoda, metti una mano sul petto e l'altra sull'addome. Inspira profondamente attraverso il naso, permettendo all'addome di sollevarsi mentre si riempie d'aria. Espira lentamente attraverso la bocca, lasciando cadere l'addome. Questo modello di respirazione profonda e lenta attiva il sistema nervoso parasimpatico, responsabile delle funzioni di riposo e digestione del corpo, riducendo così lo stress e promuovendo il rilassamento.

Un altro potente esercizio di respirazione è la tecnica 4-7-8, sviluppata dal Dr. Andrew Weil. Questo metodo prevede l'inspirazione contando fino a quattro, trattenendo il respiro contando fino a sette ed espirando contando fino a otto. Questa espirazione prolungata aiuta ad espellere più anidride carbonica dai polmoni, rallentando la frequenza cardiaca e favorendo uno stato di calma. La pratica regolare di questa tecnica può potenziarne gli effetti calmanti e migliorare l'efficienza respiratoria complessiva.

La respirazione a scatola, nota anche come respirazione quadrata, è un altro metodo efficace. Questa tecnica prevede l'inspirazione contando fino a quattro, trattenendo il respiro contando fino a quattro, espirando contando fino a quattro e trattenendo nuovamente il respiro contando fino a quattro. La natura ripetitiva e ritmica della respirazione scatolare può aiutare a regolare il respiro e creare un senso di equilibrio e stabilità. Questo metodo è particolarmente utile in situazioni di stress elevato, poiché fornisce un approccio strutturato per calmare la mente e il corpo.

La respirazione a narici alternate, o Nadi Shodhana, è una tecnica radicata nello yoga e nelle tradizioni ayurvediche. Questa pratica prevede la respirazione attraverso una narice alla volta, alternando la narice sinistra e quella destra. Per esercitarti, siediti comodamente, usa il pollice destro per chiudere la narice destra e inspira profondamente attraverso la narice sinistra. Chiudi la narice sinistra con l'anulare destro, rilascia il pollice dalla narice destra ed espira attraverso la narice destra. Inspira attraverso la narice destra, chiudila con il pollice ed espira attraverso la narice sinistra. Questo ciclo può essere ripetuto più volte. La respirazione a narici alternate aiuta a bilanciare gli emisferi del cervello, a ridurre lo stress e a promuovere un senso di benessere generale.

Rilassamento muscolare progressivo

Il rilassamento muscolare progressivo è una tecnica che prevede la tensione e il rilassamento sistematico di diversi gruppi muscolari del corpo. Questo metodo aiuta a ridurre la tensione fisica e a favorire il rilassamento, rendendolo uno strumento efficace per gestire lo stress e l'ansia. Per praticare il rilassamento muscolare progressivo, trova un posto tranquillo e confortevole dove puoi sederti o sdraiarti. Inizia concentrandoti sul tuo respiro, facendo alcuni respiri profondi per concentrarti. Inizia con i piedi, tendendo i muscoli delle dita dei piedi e dei piedi più forte che puoi. Mantieni la tensione per alcuni secondi, quindi rilasciala, consentendo ai muscoli di rilassarsi completamente. Nota la differenza tra la sensazione di tensione e quella di rilassamento. Spostati verso i polpacci, ripetendo il processo di tensione e rilassamento. Continua questa pratica, progredendo attraverso le cosce, l'addome, il petto, le braccia e il viso, finché non avrai teso e rilassato tutti i principali gruppi muscolari.

L'obiettivo del rilassamento muscolare progressivo è aumentare la consapevolezza della tensione fisica e imparare a rilasciarla. Tendendo e poi rilassando intenzionalmente i muscoli, puoi sviluppare un maggiore senso di consapevolezza corporea e una maggiore capacità di riconoscere e ridurre la tensione nella vita di tutti i giorni. La pratica regolare del rilassamento muscolare progressivo può anche migliorare il sonno, ridurre i sintomi dell'ansia e migliorare il rilassamento fisico e mentale generale. Per le persone nuove al rilassamento muscolare progressivo, le registrazioni guidate o gli script possono essere particolarmente utili. Queste risorse forniscono istruzioni dettagliate, guidandoti attraverso ciascun gruppo muscolare e assicurandoti di mantenere un ritmo lento e costante. Man mano che acquisisci familiarità con la tecnica, puoi adattare la pratica alle tue esigenze, concentrandoti su aree specifiche di tensione o incorporando il rilassamento muscolare progressivo nella tua routine quotidiana.

Pratiche di consapevolezza sensoriale

Le pratiche di consapevolezza sensoriale implicano il coinvolgimento e il potenziamento dei sensi per promuovere il rilassamento e la consapevolezza. Queste pratiche aiutano a ancorare l'attenzione nel momento presente, a ridurre lo stress e a favorire una connessione più profonda con il corpo e l'ambiente. Una pratica efficace di consapevolezza sensoriale è il consumo consapevole. Ciò implica prestare molta attenzione alle esperienze sensoriali del mangiare, come il gusto, la consistenza, l'odore e l'aspetto del cibo. Inizia selezionando un piccolo pezzo di cibo, come un'uvetta o un pezzo di cioccolato. Osservane il colore, la forma e la consistenza. Annusare il cibo, notando eventuali aromi. Metti il cibo in bocca, ma prima di masticare prenditi un momento per sentirne la consistenza. Masticare lentamente, prestando attenzione ai sapori e alle sensazioni. Questo approccio consapevole al cibo può trasformare un'attività di routine in una pratica meditativa, aumentando il divertimento e promuovendo un senso di presenza.

Un'altra pratica sensoriale è l'uso dell'aromaterapia. Oli essenziali, come lavanda, camomilla o eucalipto, possono essere utilizzati per creare un ambiente rilassante. Diffondere questi oli nel tuo spazio o aggiungere qualche goccia a un bagno caldo può aiutare a calmare i sensi e favorire il rilassamento. L'inalazione di questi profumi può attivare il sistema limbico del cervello, che è coinvolto nella regolazione delle emozioni e nella risposta allo stress, migliorando così l'umore e riducendo l'ansia. Anche ascoltare musica o suoni della natura è una potente pratica sensoriale. Scegli la musica che risuona con te, che sia classica, jazz, ambient o qualsiasi altro genere che trovi rilassante. In alternativa, ascoltare i suoni della natura come le onde dell'oceano, la pioggia o il canto degli uccelli può creare un ambiente uditivo tranquillo. Chiudi gli occhi e concentrati sui suoni, permettendo loro di travolgerti e portare un senso di calma. Questa pratica può essere particolarmente utile per rilassarsi alla fine della giornata o per creare un'atmosfera rilassante durante i periodi stressanti.

Impegnarsi in attività tattili può anche migliorare la consapevolezza sensoriale e favorire il rilassamento. Ciò potrebbe includere attività come lavorare a maglia, giocare con l'argilla o la sabbia o semplicemente far scorrere le mani su tessuti diversi come tessuti morbidi o pietre lisce. Le sensazioni fisiche associate a queste attività possono essere fondamentali e calmanti, aiutando a spostare l'attenzione dallo stress al momento presente. Anche le pratiche sensoriali visive, come la creazione o la visione di opere d'arte, possono essere profondamente calmanti. Disegnare, dipingere o colorare può fornire uno sbocco per l'espressione e il relax. In alternativa, semplicemente osservare l'arte o la natura può essere rilassante. Trascorri del tempo in un giardino, in un parco o in qualsiasi ambiente naturale e ammira i colori, le forme e i movimenti intorno a te. Lasciarsi immergere visivamente nella bellezza può ridurre lo stress e promuovere un senso di pace.

Incorporare pratiche di consapevolezza sensoriale nella routine quotidiana può migliorare il benessere generale e fornire uno strumento affidabile per gestire lo stress. Coinvolgendo regolarmente i sensi in modo consapevole e intenzionale, puoi coltivare una connessione più profonda con te stesso e il mondo che ti circonda, favorendo un senso di equilibrio e armonia.

Capitolo cinque

Tecniche per il rilascio del trauma

Il trauma, sia esso derivante da un singolo evento o da una serie di esperienze prolungate, può influenzare profondamente sia la mente che il corpo. Gli impatti del trauma spesso si manifestano in varie forme, tra cui ansia, depressione, dolore fisico e disregolazione emotiva. Per affrontare e curare questi effetti, sono state sviluppate varie tecniche per il rilascio del trauma, concentrandosi sulla riconnessione della mente e del corpo, sul rilascio della tensione immagazzinata e sulla promozione di un senso di sicurezza ed empowerment. Comprendere queste tecniche e le loro applicazioni può fornire un approccio completo alla guarigione dal trauma.

Comprendere le risposte al trauma

Per affrontare efficacemente il trauma, è fondamentale comprendere le risposte del corpo alle esperienze traumatiche. Le risposte al trauma sono le reazioni naturali del corpo alle minacce percepite, che sono profondamente radicate nella nostra fisiologia. Il sistema nervoso autonomo svolge un ruolo centrale in queste risposte, in particolare attraverso i suoi rami simpatico e parasimpatico. Di fronte al pericolo, il sistema nervoso simpatico innesca la risposta di lotta o fuga, preparando il corpo ad affrontare o sfuggire alla minaccia. Questa risposta comporta una cascata di cambiamenti fisiologici, tra cui l'aumento della frequenza cardiaca, una maggiore vigilanza e il rilascio di ormoni dello stress come l'adrenalina e il cortisolo.

Tuttavia, quando una minaccia viene percepita come inevitabile o travolgente, il corpo può entrare in uno stato di congelamento, mediato dal sistema nervoso parasimpatico. In questo stato, il corpo essenzialmente si spegne, provocando sensazioni di intorpidimento, immobilità e disconnessione. Sebbene queste risposte siano meccanismi di sopravvivenza adattivi, possono diventare disadattivi se persistono molto tempo dopo che la minaccia è passata. L'attivazione cronica di queste risposte può portare a una serie di sintomi, tra cui ipervigilanza, flashback, intorpidimento emotivo e difficoltà di concentrazione e sonno.

Comprendere queste risposte al trauma è il primo passo per affrontarle. Riconoscere che queste risposte sono naturali e automatiche può aiutare le persone ad avvicinarsi alla guarigione con compassione e pazienza. Imparando a identificare e lavorare con queste risposte, gli individui possono iniziare a rilasciare la tensione fisiologica ed emotiva associata al trauma, aprendo la strada alla guarigione e al recupero.

Agitazione e tremore per il rilascio

Una delle tecniche più naturali ed efficaci per il rilascio del trauma è l'agitazione e il tremore. Questi movimenti involontari sono il modo in cui il corpo scarica l'energia e la tensione in eccesso accumulate durante un evento traumatico. Nel regno animale, è comune vedere gli animali tremare o tremare dopo che una minaccia è passata, liberando efficacemente lo stress accumulato e tornando a uno stato di calma. Il sistema nervoso umano-autonomo, tuttavia, spesso sopprime questi impulsi naturali, portando alla ritenzione di tensioni e traumi nel corpo.

Gli esercizi di rilascio del trauma, sviluppati dal Dr. David Berceli, sono una serie di esercizi progettati per suscitare queste risposte naturali di tremore e tremore. Gli esercizi di rilascio del trauma prevedono una sequenza di movimenti fisici che affaticano specifici gruppi muscolari, in particolare nelle gambe e nei fianchi, seguiti poi da un periodo di distensione per consentire al corpo di tremare. Questo processo di tremore aiuta a rilasciare tensioni profonde e a ripristinare il sistema nervoso.

Per praticare gli esercizi di rilascio del trauma, inizia con un riscaldamento per allungare e preparare delicatamente il corpo. Successivamente, esegui una serie di esercizi che prevedono posture sostenute e leggeri movimenti per affaticare i muscoli. Ad esempio, stare in piedi con le ginocchia leggermente piegate e mantenere questa posizione può creare l'affaticamento muscolare necessario. Dopo aver completato gli esercizi, sdraiati sulla schiena con le ginocchia piegate e i piedi appoggiati sul pavimento. Consenti alle gambe di muoversi delicatamente da un lato all'altro o su e giù, facilitando la naturale risposta al tremore. Concentrati sul respiro e osserva le sensazioni del tuo corpo senza cercare di controllare o sopprimere i movimenti. Tremori e tremori possono manifestarsi spontaneamente anche in altri contesti, come durante lo yoga, la danza o altre attività fisiche. Permettere che questi movimenti avvengano in modo naturale, senza giudizio o repressione, può essere di grande beneficio. È importante avvicinarsi a questa pratica con un senso di sicurezza e auto-compassione, assicurandosi che l'ambiente sia sicuro e che tu sia emotivamente pronto a impegnarti nel processo di rilascio.

Usare il movimento per la guarigione

Il movimento è un potente strumento per la guarigione dei traumi, poiché aiuta a riconnettere la mente e il corpo, a rilasciare le tensioni accumulate e a promuovere un senso di empowerment e di agency. Varie forme di movimento, come lo yoga, la danza e l'esperienza somatica, possono essere particolarmente efficaci nell'affrontare il trauma.

Lo yoga, ad esempio, combina posture fisiche, respirazione e consapevolezza per creare un approccio olistico alla guarigione. Lo yoga sensibile al trauma, una forma specializzata di yoga sviluppata per supportare i sopravvissuti al trauma, enfatizza la sicurezza, la scelta e la consapevolezza. Questo approccio evita di innescare posture o linguaggio e incoraggia i partecipanti ad ascoltare il proprio corpo e a muoversi al proprio ritmo. Attraverso movimenti delicati e consapevoli, le persone possono iniziare a riconnettersi con il proprio corpo, allentare la tensione e coltivare un senso di calma interiore e sicurezza.

Anche la danza e il movimento espressivo offrono potenti vie per la guarigione del trauma. La Danza Movimento Terapia è una pratica terapeutica che utilizza il movimento e la danza per promuovere l'integrazione emotiva, cognitiva e fisica. Nella Danza Movimento Terapia, le persone sono incoraggiate a esprimere le proprie emozioni ed esperienze attraverso il movimento, consentendo il rilascio della tensione repressa e favorendo un senso di auto-espressione e di empowerment. La danza improvvisata e in forma libera può anche essere altamente terapeutica, fornendo uno spazio per movimenti spontanei e disinibiti che possono aiutare a liberare le emozioni immagazzinate e promuovere un senso di libertà e gioia.

Somatic Experiencing (SE), sviluppato dal Dr. Peter Levine, è un approccio orientato al corpo alla guarigione dei traumi che si concentra sulla sensazione significativa del corpo. I professionisti SE guidano gli individui a sintonizzarsi con le proprie sensazioni corporee e ad usare il movimento per rilasciare la tensione e ripristinare l'equilibrio nel sistema nervoso. Questo approccio sottolinea l'importanza di completare le risposte difensive naturali del corpo, come correre o combattere, che potrebbero essere state interrotte durante l'evento traumatico. Guidando delicatamente il corpo attraverso questi movimenti, SE aiuta a rilasciare l'energia intrappolata e promuovere la guarigione. Incorporare il movimento nella vita quotidiana può anche supportare la guarigione del trauma. Attività semplici come camminare, fare stretching o esercizi leggeri possono aiutare a rilasciare la tensione e promuovere un senso di benessere. La chiave è muoversi in modo sicuro e piacevole, consentendo al corpo di guidare il processo. Le pratiche di movimento regolari possono aiutare a sviluppare la resilienza, migliorare la consapevolezza del proprio corpo e sostenere la salute mentale e fisica generale.

Tocco sicuro e auto-mantenimento

Il tatto è un aspetto fondamentale dell'esperienza umana e può svolgere un ruolo significativo nella guarigione del trauma. Un tocco sicuro e nutriente può aiutare a calmare il sistema nervoso, favorire un senso di connessione e sicurezza e promuovere la guarigione. Tuttavia, per i sopravvissuti al trauma, il contatto fisico a volte può essere scatenante o travolgente. È essenziale avvicinarsi al tatto con sensibilità e attenzione, assicurandosi che sia sempre consensuale e rispettoso dei confini individuali.

Il tocco sicuro può provenire da un terapista, un partner di fiducia o anche da se stessi. In contesti terapeutici, il tocco dovrebbe sempre essere discusso e concordato in anticipo, con confini e consenso chiari. Tecniche come il massaggio terapeutico, il Reiki o la terapia craniosacrale possono fornire un tocco gentile e di supporto che aiuta a rilasciare la tensione e favorire il rilassamento.

Anche il self-holding e il self-touch possono essere potenti strumenti per la guarigione del trauma. Queste tecniche prevedono l'uso delle proprie mani per fornire un tocco confortante e radicato a diverse parti del corpo. Ad esempio, posizionare una mano sul cuore e un'altra sull'addome può creare un senso di sicurezza e connessione. Anche tenere delicatamente i lati del viso, cullare la parte posteriore della testa o avvolgere le braccia attorno al corpo in un abbraccio può essere profondamente calmante.

Per praticare il self-holding, trova uno spazio tranquillo e confortevole dove puoi sederti o sdraiarti. Inizia facendo alcuni respiri profondi per centrarti. Metti le mani su una parte del corpo che ti dà conforto, come il cuore, l'addome o il viso. Applica una leggera pressione, come se stessi confortando una persona cara. Concentrati sulle sensazioni di calore e contatto, permettendoti di sentirti supportato e curato. Puoi anche usare parole di affermazione o auto-compassione, in silenzio o ad alta voce, per aumentare il senso di nutrimento e sicurezza.

Oltre all'auto-mantenimento, l'incorporazione di elementi sensoriali può migliorare gli effetti calmanti del tatto. L'uso di una coperta appesantita, di tessuti morbidi o di oggetti testurizzati può fornire ulteriori input sensoriali che favoriscono il rilassamento e il radicamento. Questi elementi possono aiutare a creare un'esperienza multisensoriale che supporta i naturali processi di guarigione del corpo. Le tecniche di tocco e di auto-trattenimento possono essere integrate nelle routine quotidiane come parte di una più ampia pratica di cura di sé. Prendersi del tempo ogni giorno per impegnarsi in un tocco confortante, sia attraverso l'automassaggio, un leggero stretching o semplicemente appoggiando una mano sul cuore, può aiutare a costruire la resilienza e sostenere il benessere emotivo. È essenziale affrontare queste pratiche con consapevolezza e auto-compassione, onorando i bisogni e i confini del proprio corpo.

Capitolo sei

Costruire l'equilibrio mente-corpo

Costruire l'equilibrio mente-corpo implica l'integrazione di pratiche che migliorano la connessione tra il benessere mentale e fisico. Questo approccio olistico riconosce l'interconnessione tra mente e corpo, enfatizzando pratiche che promuovono l'armonia, la resilienza e la salute generale. Coltivando consapevolezza, consapevolezza e movimento intenzionale, gli individui possono favorire una comprensione più profonda di se stessi e creare le basi per un benessere duraturo.

Pratiche di movimento consapevole

Le pratiche di movimento consapevole sono forme di attività fisica che enfatizzano la consapevolezza del corpo e l'esperienza del momento presente. Queste pratiche combinano il movimento con tecniche di consapevolezza come la respirazione profonda, l'attenzione focalizzata e la consapevolezza non giudicante. Integrando la consapevolezza nel movimento, gli individui possono migliorare la forma fisica promuovendo al tempo stesso la chiarezza mentale, la riduzione dello stress e la regolazione emotiva.

Tai Chi e Qigong sono antiche pratiche cinesi che esemplificano il movimento consapevole. Il Tai Chi consiste in movimenti lenti e deliberati che scorrono senza soluzione di continuità da uno all'altro, accompagnati da respirazione profonda e attenzione focalizzata. Il Qigong, d'altra parte, prevede movimenti delicati, posture ed esercizi di respirazione progettati per coltivare ed equilibrare il qi (energia vitale) all'interno del corpo. Entrambe le pratiche enfatizzano il rilassamento, l'equilibrio e la coltivazione della pace interiore.

Un'altra pratica popolare di movimento consapevole è il Pilates, che si concentra sulla forza, flessibilità e postura del core. Gli esercizi di Pilates vengono eseguiti con respirazione controllata e movimenti precisi, enfatizzando l'allineamento e la consapevolezza della meccanica del corpo. Questo approccio consapevole aiuta le persone a sviluppare la consapevolezza del proprio corpo, a migliorare la coordinazione e ad alleviare gli squilibri muscolari.

La meditazione camminata è una pratica di movimento consapevole semplice ma profonda che può essere praticata ovunque. Durante la meditazione camminata, l'attenzione si concentra sulle sensazioni del camminare, come il movimento dei piedi, il ritmo del respiro e l'ambiente intorno a te. Questa pratica incoraggia la consapevolezza in movimento, favorendo un senso di radicamento e presenza in ogni passo. Le pratiche di movimento consapevole offrono numerosi benefici per l'equilibrio mente-corpo. La pratica regolare può migliorare la forma fisica, aumentare la flessibilità e la forza, ridurre lo stress e l'ansia e promuovere il benessere generale. Coltivando la consapevolezza attraverso il movimento, gli individui possono approfondire la connessione con il proprio corpo, aumentare la consapevolezza di sé e sviluppare resilienza di fronte alle sfide della vita.

Yoga per la guarigione somatica

Lo yoga è una pratica olistica che integra posture fisiche (asana), respirazione (pranayama) e meditazione per promuovere la salute e il benessere. Originario dell'antica India, lo yoga si è evoluto in vari stili e approcci, ognuno dei quali offre benefici unici per l'equilibrio e la guarigione mente-corpo. Se applicato con un focus somatico, lo yoga diventa un potente strumento per rilasciare la tensione, coltivare la consapevolezza del corpo e sostenere la resilienza emotiva. Lo yoga somatico enfatizza la sensazione significativa del corpo e incoraggia le persone a esplorare sensazioni, movimenti e respiro in modo consapevole. Questo approccio aiuta a rilasciare le tensioni fisiche ed emotive immagazzinate nel corpo, favorendo il rilassamento e ripristinando l'equilibrio del sistema nervoso. Praticando lo yoga a livello somatico, gli individui possono sviluppare una comprensione più profonda del proprio corpo e dei propri bisogni unici di guarigione e cura di sé.

Lo yoga riparativo è un altro stile delicato e nutriente che si concentra sul rilassamento e sul riposo profondo.

Nello yoga riparativo, le posture passive vengono mantenute per periodi prolungati, supportate da supporti come cuscini, coperte e blocchi. Ciò consente al corpo di rilasciare tensioni e stress, promuovendo uno stato di profondo rilassamento e ringiovanimento. Lo yoga riparativo è particolarmente utile per le persone che si stanno riprendendo da una malattia o da un infortunio, così come per coloro che soffrono di stress cronico o affaticamento.

Lo Yin Yoga è uno stile dal ritmo lento che si rivolge ai tessuti connettivi del corpo, come legamenti, tendini e fascia. Nello Yin yoga, le posizioni vengono mantenute per periodi più lunghi, in genere da tre a cinque minuti o più, consentendo uno stretching e un rilassamento profondi. Questa pratica aiuta ad aumentare la flessibilità, migliorare la mobilità articolare e rilasciare la tensione immagazzinata nel profondo del corpo. Lo Yin Yoga coltiva anche la consapevolezza e l'introspezione, poiché i praticanti sono incoraggiati a osservare le sensazioni e le emozioni che sorgono durante la pratica. Praticare lo yoga per la guarigione somatica implica creare un ambiente sicuro e di supporto per l'esplorazione e la scoperta di sé. È essenziale avvicinarsi allo yoga con compassione e non giudizio, onorando i limiti del corpo e abbracciando l'esperienza del momento presente. Integrando respiro, movimento e consapevolezza, lo yoga diventa una pratica formativa del sistema nervoso che promuove la guarigione olistica e favorisce l'equilibrio mente-corpo.

Danza e movimento espressivo

La danza e il movimento espressivo offrono potenti vie per l'espressione di sé, la liberazione emotiva e l'integrazione mente-corpo. Attraverso il movimento, gli individui possono accedere ed elaborare emozioni, ricordi ed esperienze che possono essere difficili da articolare verbalmente. La danzaterapia, nota anche come danzamovimentoterapia, è una forma specializzata di psicoterapia che utilizza il movimento e la danza per promuovere l'integrazione emotiva, cognitiva e fisica. Nelle sessioni di Danza Movimento Terapia, le persone sono invitate a esplorare ed esprimersi attraverso il movimento, guidate da un terapista qualificato. Questo approccio consente l'incarnazione di sentimenti ed esperienze, favorendo l'autoconsapevolezza e l'intuizione. Le tecniche di DanzaMovimentoterapia possono includere improvvisazione, sequenze di movimenti strutturati ed espressione creativa attraverso la danza. Impegnandosi nel movimento espressivo, gli individui possono liberare emozioni represse, ridurre lo stress e coltivare un senso di empowerment e fiducia in se stessi.

La danza estatica è un'altra forma di movimento espressivo che enfatizza la danza spontanea e in forma libera al ritmo della musica ritmata. Nelle sessioni di danza estatica, i partecipanti sono incoraggiati a muoversi in modo intuitivo, senza giudizio o inibizione. Questa pratica promuove l'espressione di sé, la creatività e la connessione con gli altri in un ambiente supportivo e non verbale. La danza estatica può essere profondamente catartica, consentendo alle persone di rilasciare la tensione, elevare il proprio spirito e sperimentare un senso di libertà e gioia attraverso il movimento. Integrare la danza e il movimento espressivo nella vita quotidiana può supportare l'equilibrio mente-corpo e il benessere emotivo. Ballare da soli o con altri può essere un modo gioioso per scaricare lo stress, migliorare l'umore e aumentare i livelli di energia. Muovere il corpo ritmicamente al ritmo della musica stimola anche il rilascio di endorfine, sostanze chimiche naturali che migliorano l'umore nel cervello, che promuovono sentimenti di felicità e relax.

Integrare il respiro con il movimento

Integrare il respiro con il movimento è un principio fondamentale in molte pratiche mente-corpo, poiché migliora l'efficacia degli esercizi fisici e promuove la consapevolezza e il rilassamento. Le tecniche di respirazione come la respirazione profonda, la respirazione sincronizzata e la consapevolezza del respiro aiutano a regolare il sistema nervoso, calmare la mente e approfondire la connessione mente-corpo. Nello yoga, la coordinazione tra respiro e movimento è conosciuta come vinyasa o flusso. Le lezioni di Vinyasa yoga comportano tipicamente una serie di posture collegate insieme in una sequenza fluida, con ogni movimento sincronizzato con un'inspirazione o un'espirazione. Questo approccio consapevole allo yoga non solo migliora la flessibilità e la forza fisica, ma promuove anche la concentrazione e il rilassamento mentale. Coordinando il respiro con il movimento, i praticanti possono coltivare un senso di fluidità e consapevolezza nella loro pratica.

Pilates sottolinea anche l'importanza del controllo e della coordinazione del respiro. Negli esercizi di Pilates, il respiro viene utilizzato per avviare e supportare i movimenti, promuovendo la stabilità del core, l'allineamento e schemi di movimento efficienti. La respirazione diaframmatica profonda coinvolge il sistema nervoso parasimpatico, favorendo il rilassamento e riducendo lo stress. Integrando il respiro con il movimento, i praticanti di Pilates possono aumentare la consapevolezza del corpo, migliorare la postura e sostenere il benessere generale.

Allo stesso modo, il Tai Chi e il Qigong incorporano la respirazione per migliorare il flusso del qi (energia vitale) all'interno del corpo. Queste pratiche enfatizzano movimenti lenti e deliberati coordinati con la respirazione addominale profonda. Concentrandosi sul respiro, i praticanti possono coltivare uno stato mentale calmo e centrato, armonizzare i sistemi energetici del corpo e promuovere l'equilibrio fisico ed emotivo.

L'integrazione del respiro con il movimento può essere applicata anche alle attività quotidiane, migliorando la consapevolezza e promuovendo il rilassamento in vari contesti. Pratiche semplici come camminare con il respiro sincronizzato, praticare stretching consapevole o impegnarsi in routine di esercizi delicati possono aiutare le persone a rimanere presenti, ridurre lo stress e migliorare il benessere generale. Coltivando la consapevolezza del respiro e la sua connessione al movimento fisico, gli individui possono sfruttare il potere formativo del sistema nervoso trautonomico dell'integrazione mente-corpo per sostenere la propria salute e vitalità.

Capitolo sette

Tecniche per la costruzione della resilienza

La resilienza, la capacità di riprendersi dalle avversità, è un'abilità cruciale che può essere sviluppata e rafforzata nel corso della vita. Le tecniche per la costruzione della resilienza comprendono una varietà di strategie volte a migliorare la forza emotiva, promuovere un sé centrale resiliente, stabilire reti di supporto e integrare pratiche quotidiane che promuovono la resilienza.

Sviluppare la resilienza emotiva

La resilienza emotiva implica la capacità di adattarsi a situazioni stressanti, gestire le emozioni in modo efficace e mantenere un senso di prospettiva nonostante le sfide. Una tecnica chiave per sviluppare la resilienza emotiva è coltivare la consapevolezza. Le pratiche di consapevolezza, come la meditazione e la respirazione consapevole, aiutano le persone a osservare i propri pensieri ed emozioni senza giudizio. Questa consapevolezza consente una migliore regolazione emotiva e riduce la reattività in situazioni stressanti.

Un'altra tecnica efficace è la ristrutturazione cognitiva, che prevede l'identificazione e la sfida degli schemi di pensiero negativi. Sostituendo i pensieri irrazionali o catastrofici con pensieri più equilibrati e realistici, gli individui possono costruire una mentalità più resiliente. Inoltre, praticare l'auto-compassione – essere gentili e comprensivi verso se stessi nei momenti difficili – favorisce la resilienza promuovendo la guarigione emotiva e riducendo l'autocritica.

Anche il benessere fisico gioca un ruolo cruciale nella resilienza emotiva. L'esercizio fisico regolare, il sonno adeguato e un'alimentazione sana contribuiscono alla resilienza generale riducendo i livelli di stress, migliorando l'umore e potenziando la funzione cognitiva. Impegnarsi in hobby e attività che portano gioia e soddisfazione supporta ulteriormente la resilienza emotiva favorendo un senso di scopo e soddisfazione.

Rafforzare il Sé Centrale

Rafforzare il sé centrale implica coltivare un forte senso di identità, valori e scopi che fungono da ancore durante i momenti difficili. La consapevolezza di sé è un aspetto fondamentale di questo processo, poiché consente agli individui di comprendere i propri punti di forza, di debolezza e i propri confini personali. L'inserimento nel diario, l'introspezione e gli esercizi di auto-riflessione possono facilitare una più profonda consapevolezza di sé e rafforzare il sé centrale.

Stabilire obiettivi significativi in linea con i valori e le aspirazioni personali fornisce direzione e motivazione, anche di fronte alle battute d'arresto. Le tecniche di definizione degli obiettivi, come gli obiettivi SMART (Specific, Measurable, Achievable, Relevant, Time-bound), aiutano le persone a scomporre obiettivi più ampi in passaggi più piccoli e gestibili. Celebrare i progressi e i risultati ottenuti lungo il percorso rafforza la fiducia in se stessi e la resilienza.

Praticare l'autenticità – essere fedeli a se stessi e onorare i propri valori – costruisce un sé centrale resiliente promuovendo l'integrità interiore e il rispetto di sé. Ciò implica fare scelte e decisioni in linea con le convinzioni e i principi personali, anche quando si affrontano pressioni o sfide esterne. Costruire la resilienza implica anche accettare le incertezze della vita e imparare dai fallimenti o dalle sconfitte, che contribuiscono alla crescita personale e alla resilienza nel tempo.

Costruire un sistema di supporto

Costruire un sistema di supporto è essenziale per la resilienza, poiché le connessioni sociali forniscono convalida emotiva, assistenza pratica e senso di appartenenza. Coltivare relazioni di sostegno con la famiglia, gli amici, i colleghi o i mentori implica coltivare la fiducia, l'empatia e il rispetto reciproco. Capacità di comunicazione efficaci, come l'ascolto attivo e l'assertività, migliorano la qualità della relazione e rafforzano la rete di supporto.

Anche cercare supporto professionale da consulenti, terapisti o gruppi di supporto può essere utile, soprattutto durante periodi di stress o avversità significativi. Queste risorse forniscono guida, prospettiva e interventi terapeutici che promuovono la guarigione emotiva e la costruzione della resilienza. Costruire una rete di supporto diversificata che includa connessioni sia personali che professionali garantisce l'accesso a molteplici fonti di supporto e prospettive.

Impegnarsi in attività comunitarie, lavoro di volontariato o hobby di gruppo favorisce un senso di comunità e di appartenenza, che contribuisce alla resilienza. La partecipazione a interessi o cause condivisi consente agli individui di connettersi con altri che condividono valori o esperienze simili, favorendo il sostegno reciproco e la solidarietà. Costruire la resilienza attraverso il coinvolgimento della comunità promuove anche un senso di scopo e di contributo al bene comune.

Pratiche per la resilienza quotidiana

Le pratiche per la resilienza quotidiana implicano l'integrazione di abitudini e routine che supportano il benessere emotivo, la gestione dello stress e le strategie di coping adattivo. Stabilire una routine quotidiana che includa tempo per la cura di sé, il relax e la consapevolezza promuove la coerenza e la stabilità, che sono aspetti fondamentali della resilienza. Dare priorità alle attività di cura di sé come l'esercizio fisico, un'alimentazione sana, un sonno adeguato e le tecniche di rilassamento migliora la resilienza fisica ed emotiva.

Le pratiche di consapevolezza, come la meditazione, la respirazione consapevole o il sistema nervoso scautonomico del corpo, possono essere integrate nelle routine quotidiane per promuovere la consapevolezza del momento presente e ridurre lo stress. Queste pratiche coltivano una mentalità calma e centrata, consentendo alle persone di rispondere alle sfide con maggiore chiarezza e resilienza. Incorporare pratiche di gratitudine, come tenere un diario della gratitudine o esprimere apprezzamento per gli altri, favorisce una prospettiva positiva e la resilienza concentrandosi sui punti di forza e sulle benedizioni.

Impegnarsi in sbocchi creativi, hobby o attività ricreative offre opportunità di espressione personale, divertimento e sollievo dallo stress. Le attività creative, come l'arte, la musica, la scrittura o il giardinaggio, promuovono il benessere emotivo consentendo agli individui di incanalare le emozioni, esplorare nuovi interessi e ricaricare la propria energia. Mantenere uno stile di vita equilibrato che includa tempo per il lavoro, il tempo libero, la socializzazione e il relax supporta la resilienza generale e previene il burnout.

Capitolo Otto

Tecniche Somatiche Avanzate

Le tecniche somatiche avanzate rappresentano un approccio specializzato alla guarigione che integra corpo e mente, concentrandosi sull'interconnessione tra sensazioni fisiche, emozioni e benessere psicologico. Questi approcci sono radicati nella consapevolezza che le esperienze traumatiche e lo stress cronico possono accumularsi nel corpo, incidendo sulla salute e sul funzionamento generale. Affrontando questi aspetti somatici (basati sul corpo) del trauma e dello stress, queste tecniche mirano a facilitare la guarigione, migliorare la resilienza e promuovere il benessere olistico.

Esperienza somatica

Il Somatic Experiencing, sviluppato dal Dr. Peter Levine, è un approccio orientato al corpo progettato per affrontare e curare i sintomi legati al trauma e i disturbi da stress. Centrale per l'esperienza somatica è la comprensione che il trauma travolge la naturale capacità del sistema nervoso di regolare gli stati di eccitazione. Durante gli eventi traumatici, le risposte istintive del corpo di lotta-fuga-congelamento possono diventare disregolate, lasciando l'individuo bloccato in uno stato di intensa eccitazione o intorpidimento.

L'approccio Somatic Experiencing si concentra sulla guida degli individui attraverso un processo di titolazione e pendolamento, esplorando gradualmente e in sicurezza ricordi traumatici e sensazioni corporee. Attraverso il monitoraggio delicato delle sensazioni fisiche e delle esperienze emotive, il Somatic Experiencing aiuta gli individui a rinegoziare e completare queste risposte difensive che sono state interrotte durante l'evento traumatico. Questo processo consente lo scarico dell'energia immagazzinata associata al trauma, promuovendo il rilassamento, ripristinando l'equilibrio del sistema nervoso e facilitando la guarigione emotiva.

Le sessioni di Somatic Experiencing in genere implicano la creazione di un ambiente terapeutico sicuro in cui i clienti possono esplorare ed elaborare sensazioni ed emozioni al proprio ritmo. I professionisti formati in Somatic Experiencing utilizzano interventi delicati per supportare i clienti nello sviluppo di una maggiore tolleranza per le esperienze fisiche ed emotive, promuovendo così la resilienza e il benessere. Promuovendo una consapevolezza approfondita delle sensazioni corporee e facilitando il rilascio della tensione immagazzinata, Somatic Experiencing aiuta le persone a ritrovare un senso di sicurezza, empowerment e libertà d'azione nella loro vita.

Analisi Bioenergetica

L'analisi bioenergetica combina le intuizioni della psicoanalisi con tecniche orientate al corpo per promuovere il rilascio emotivo, l'espressione fisica e l'aumento del flusso bioenergetico. Sviluppata da Alexander Lowen e John Pierrakos, l'analisi bioenergetica presuppone che la tensione muscolare e i blocchi nel corpo possano inibire il benessere emotivo e psicologico. Queste tensioni spesso riflettono difese inconsce ed emozioni irrisolte immagazzinate nel corpo.

Le tecniche chiave nell'Analisi Bioenergetica includono esercizi di consapevolezza corporea, tecniche di respirazione e movimenti fisici specifici progettati per rilasciare la tensione muscolare e promuovere l'espressione emotiva. I professionisti formati in Analisi Bioenergetica aiutano i clienti a esplorare e rilasciare modelli cronici di tenuta e tensione muscolare, che possono essere associati a traumi passati o a fattori di stress in corso.

Le sessioni iniziano tipicamente con una valutazione delle tensioni corporee e delle abitudini posturali che possono riflettere stati emotivi e psicologici. Attraverso interventi guidati come esercizi di radicamento, movimenti espressivi ed elaborazione verbale, i clienti sono incoraggiati ad approfondire la propria consapevolezza delle sensazioni e delle emozioni corporee. L'analisi bioenergetica enfatizza l'integrazione di corpo e mente, promuovendo un approccio olistico alla guarigione che supporta la crescita personale, la resilienza emotiva e una maggiore vitalità.

Allenamento integrativo corpo-mente

L'Addestramento Integrativo Corpo-Mente è una pratica basata sulla consapevolezza che integra le tradizioni contemplative orientali con i moderni approcci terapeutici. Originato da antiche pratiche di meditazione cinesi, l'allenamento integrativo corpo-mente enfatizza l'interazione tra processi cognitivi, emotivi e fisici per promuovere benessere e resilienza. Questo approccio cerca di ottimizzare l'equilibrio e l'integrazione delle funzioni mente-corpo attraverso tecniche di allenamento alla consapevolezza e consapevolezza del corpo.

Le sessioni di allenamento integrativo corpo-mente implicano in genere pratiche guidate di consapevolezza che coltivano il rilassamento, l'attenzione focalizzata e la consapevolezza delle sensazioni corporee. I professionisti formati nel Training Integrativo Corpo-Mente aiutano i clienti a sviluppare abilità nell'osservare pensieri e sensazioni senza attaccamento o giudizio, favorendo uno stato di chiarezza mentale ed equilibrio emotivo. Coltivando la consapevolezza del momento presente e migliorando le capacità di autoregolamentazione, l'allenamento integrativo corpo-mente supporta la resilienza allo stress e promuove strategie di coping adattive.

La ricerca sull'allenamento integrativo corpo-mente ha dimostrato la sua efficacia nel migliorare il controllo dell'attenzione, la regolazione emotiva e gli indicatori di salute fisiologica come la variabilità della frequenza cardiaca e i livelli di cortisolo. Integrando la consapevolezza con tecniche orientate al corpo come la regolazione della postura e il rilassamento, l'allenamento integrativo corpo-mente offre un approccio olistico per migliorare il benessere generale e promuovere la resilienza di fronte alle sfide della vita.

Pratiche di meditazione somatica

Le pratiche di meditazione somatica integrano la meditazione consapevole con un focus su sensazioni corporee, movimento e postura. Queste pratiche enfatizzano l'incarnazione della consapevolezza, portando consapevolezza alle sensazioni fisiche, alle emozioni e all'interazione tra corpo e mente. Traendo spunto da tradizioni come il buddismo tibetano, il taoismo e la psicologia somatica contemporanea, la meditazione somatica offre diversi approcci per approfondire la consapevolezza di sé e promuovere la guarigione olistica.

La meditazione sulla scansione del corpo è una pratica somatica fondamentale che prevede la scansione sistematica del corpo dalla testa ai piedi, notando e rilasciando tensione o disagio. Questa pratica coltiva la consapevolezza del corpo, il rilassamento e una presenza radicata nel momento presente. Dirigendo l'attenzione su diverse parti del corpo e osservando le sensazioni senza giudizio, gli individui possono sviluppare una maggiore consapevolezza di sé e resilienza allo stress.

La meditazione camminata è un'altra tecnica somatica che incoraggia la consapevolezza durante il movimento. I praticanti sincronizzano la consapevolezza del respiro con ogni passo compiuto, coltivando un senso di presenza incarnata e calma interiore. Le pratiche di movimento dinamico, come il Qi Gong o il Metodo Feldenkrais, combinano la consapevolezza consapevole con movimenti fisici delicati per promuovere la flessibilità, l'equilibrio e il flusso di energia in tutto il corpo. Incorporare pratiche di meditazione somatica nella vita quotidiana offre opportunità per coltivare la consapevolezza, migliorare l'autoconsapevolezza e approfondire la connessione mente-corpo. Integrando la consapevolezza con la consapevolezza corporea, gli individui possono sviluppare resilienza allo stress, migliorare la regolazione emotiva e promuovere la salute e la vitalità generale. La meditazione somatica offre un percorso verso la guarigione e la crescita personale onorando la saggezza del corpo e coltivando il benessere olistico.

Capitolo Nove

Combinazione della terapia somatica con altre modalità

Integrazione della terapia somatica con la terapia cognitivo comportamentale

L'integrazione della terapia somatica con la terapia cognitivo comportamentale rappresenta un approccio completo per affrontare sia gli aspetti fisiologici che quelli cognitivo-emotivi della salute e del benessere mentale. la terapia cognitivo-comportamentale si concentra sull'identificazione e la modifica di modelli di pensiero e comportamenti disfunzionali che contribuiscono al disagio psicologico, mentre la terapia somatica enfatizza la connessione tra sensazioni corporee, emozioni e traumi. La combinazione di queste modalità consente un approccio terapeutico olistico che mira sia alla mente che al corpo. In pratica, integrare la terapia somatica con la terapia cognitivo-comportamentale implica riconoscere come le sensazioni corporee e le risposte fisiologiche possano influenzare pensieri, emozioni e comportamenti. Tecniche somatiche come la scansione del corpo, la consapevolezza del respiro e gli esercizi di radicamento possono essere incorporati nelle sessioni di terapia cognitivo-comportamentale per aiutare i clienti ad approfondire la consapevolezza delle sensazioni fisiche associate a stress, ansia o fattori scatenanti di traumi. Esplorando queste risposte corporee, i clienti acquisiscono una visione approfondita dell'interazione tra i loro pensieri, emozioni ed esperienze corporee.

Le tecniche di terapia cognitivo-comportamentale, come la ristrutturazione cognitiva e gli esperimenti comportamentali, integrano gli interventi somatici affrontando le distorsioni cognitive e promuovendo strategie di coping adattive. Ad esempio, un cliente che soffre di attacchi di panico può trarre beneficio dalle tecniche di terapia cognitivo-comportamentale per sfidare i pensieri catastrofici e contemporaneamente apprendere tecniche somatiche per regolare l'eccitazione fisiologica e promuovere il rilassamento. La collaborazione tra terapisti somatici e professionisti della terapia cognitivo-comportamentale migliora i risultati del trattamento offrendo ai clienti un kit di strumenti completo per la gestione dei sintomi, il miglioramento della regolazione emotiva e la promozione della resilienza. Questo approccio integrativo riconosce la natura interconnessa di mente e corpo, promuovendo la guarigione su più livelli e supportando il recupero a lungo termine.

Utilizzo di pratiche somatiche nella consapevolezza e nella meditazione

L'uso delle pratiche somatiche nella consapevolezza e nella meditazione combina i principi della consapevolezza somatica con le pratiche contemplative tradizionali per migliorare l'autoconsapevolezza, la regolazione emotiva e il benessere generale. La meditazione consapevole implica coltivare la consapevolezza del momento presente e l'accettazione senza giudizio di pensieri, emozioni e sensazioni corporee. Le pratiche somatiche, come la meditazione della scansione corporea, il movimento consapevole o le tecniche di esperienza somatica, approfondiscono la pratica della consapevolezza integrando l'attenzione alle sensazioni fisiche e l'esperienza vissuta delle emozioni.

La meditazione di scansione corporea, una pratica somatica fondamentale, guida i praticanti attraverso un'esplorazione sistematica delle sensazioni corporee dalla testa ai piedi. Questa pratica promuove il rilassamento, la consapevolezza del corpo e una presenza radicata nel momento presente. Dirigendo l'attenzione su diverse parti del corpo e osservando le sensazioni senza giudizio, gli individui sviluppano una maggiore consapevolezza di sé e resilienza allo stress.

Le pratiche di movimento consapevole, come lo yoga, il Tai Chi o il Qigong, integrano la consapevolezza del respiro con movimenti fisici delicati per promuovere flessibilità, equilibrio e flusso di energia in tutto il corpo. Queste pratiche coltivano la consapevolezza in movimento, migliorando l'integrazione corpo-mente e supportando la regolazione emotiva e la riduzione dello stress.

Le tecniche di esperienza somatica, sviluppate dal Dr. Peter Levine, si concentrano sul rilascio della tensione fisica e dei traumi immagazzinati attraverso l'esplorazione delicata delle sensazioni e dei movimenti corporei. L'integrazione di queste tecniche nelle pratiche di consapevolezza e meditazione consente alle persone di approfondire la propria comprensione della connessione mente-corpo, guarire dai traumi passati e coltivare la resilienza e la pace interiore. Utilizzando pratiche somatiche nella consapevolezza e nella meditazione, gli individui possono migliorare la propria capacità di autoregolamentazione, resilienza emotiva e benessere generale. Questi approcci integrati offrono diversi percorsi di guarigione, crescita personale e sviluppo spirituale, favorendo una connessione più profonda con se stessi e con il mondo.

Il ruolo della nutrizione e della salute somatica

Il ruolo della nutrizione e della salute somatica sottolinea l'importanza delle scelte dietetiche e del supporto nutrizionale nel promuovere un benessere fisico e mentale ottimale. La salute somatica si riferisce all'integrazione di sensazioni corporee, emozioni e processi fisiologici che influenzano la salute e la vitalità generali. La nutrizione svolge un ruolo cruciale nel sostenere la salute somatica fornendo nutrienti essenziali, energia e sostanze biochimiche necessarie per la funzione cellulare, la salute del cervello e la regolazione emotiva.

Una dieta equilibrata ricca di cibi integrali, frutta, verdura, proteine magre e grassi sani supporta la funzione cerebrale ottimale e l'equilibrio del sistema nervoso neurotrautonomico, essenziali per la regolazione dell'umore e la gestione dello stress. Carenze o squilibri nutrizionali possono contribuire a sintomi fisici come affaticamento, irritabilità e disturbi digestivi, influenzando la salute somatica generale e il benessere emotivo. Alcuni nutrienti svolgono ruoli specifici nel supportare la salute mentale e il funzionamento somatico. Ad esempio, gli acidi grassi omega-3 presenti nell'olio di pesce e nei semi di lino sono fondamentali per la salute del cervello e la regolazione dell'umore. Le vitamine del gruppo B, il magnesio e lo zinco sono coinvolti nella sintesi dei neurotrasmettitori del sistema nervoso neurotrautonomico e nella produzione di energia cellulare, influenzando la funzione cognitiva e la stabilità emotiva.

La connessione intestino-cervello evidenzia la relazione tra salute intestinale, diversità del microbioma e benessere mentale. Il microbiota intestinale produce emettitori del sistema nervoso neurotrautonomico come la serotonina e l'acido gamma-aminobutirrico, che svolgono un ruolo chiave nella regolazione dell'umore e nella risposta allo stress. Una dieta equilibrata che supporti la salute dell'intestino, come il consumo di alimenti ricchi di probiotici, fibre e prebiotici, può migliorare la salute somatica e promuovere la resilienza emotiva. Incorporare pratiche alimentari consapevoli, come prestare attenzione ai segnali di fame e sazietà, assaporare i sapori e praticare la gratitudine per i cibi nutrienti, supporta una relazione positiva con il cibo e migliora la consapevolezza somatica. L'alimentazione consapevole incoraggia le persone a fare scelte alimentari consapevoli che siano in linea con le loro esigenze nutrizionali e supportino la salute e il benessere generale.

Il ruolo della nutrizione nella salute somatica si estende oltre il nutrimento fisico per comprendere gli aspetti emotivi e psicologici del benessere. Dando priorità a una dieta equilibrata, gli individui possono sostenere la propria salute somatica, migliorare la resilienza allo stress e promuovere la vitalità generale e il benessere emotivo.

Lavorare con un terapista professionista

Lavorare con un terapista professionista fornisce un ambiente strutturato e di supporto per le persone che cercano di affrontare problemi di salute mentale, affrontare sistemi nervosi traumatici della vita o migliorare la crescita personale. I terapisti professionisti, inclusi consulenti autorizzati, psicologi, assistenti sociali e psichiatri, sono formati per valutare e trattare un'ampia gamma di problemi emotivi, comportamentali e relazionali utilizzando approcci basati sull'evidenza. La scelta di un terapista che integri tecniche di terapia somatica garantisce un approccio olistico al trattamento che considera la natura interconnessa di mente, corpo ed emozioni. I terapisti somatici sono addestrati per aiutare i clienti a esplorare ed elaborare le sensazioni fisiche, le emozioni e le risposte ai traumi immagazzinate nel corpo. Attraverso interventi guidati come esercizi di consapevolezza corporea, respirazione e movimento delicato, i terapisti somatici supportano i clienti nello sviluppo di una maggiore consapevolezza di sé, regolazione emotiva e resilienza.

Le sessioni di terapia forniscono uno spazio sicuro e confidenziale in cui i clienti possono esplorare i propri pensieri, sentimenti ed esperienze senza giudizio. I terapisti utilizzano un approccio collaborativo per sviluppare un trattamento personalizzato del sistema nervoso plautonomico che affronti le esigenze, gli obiettivi e i punti di forza individuali. L'integrazione della terapia somatica con altre modalità, come la terapia cognitivo-comportamentale, le pratiche di consapevolezza o la consulenza nutrizionale, migliora il processo terapeutico offrendo diversi strumenti e strategie per la guarigione e la crescita.

Una terapia efficace implica la costruzione di una relazione terapeutica di fiducia basata sull'empatia, sul rispetto e sulla riservatezza. I terapisti creano un ambiente di supporto in cui i clienti si sentono ascoltati, compresi e autorizzati a esplorare e risolvere le sfide. Lavorando con un terapista professionista, le persone possono acquisire informazioni sui propri comportamenti e modelli, sviluppare capacità di coping e coltivare la resilienza per affrontare le sfide della vita in modo più efficace. Le sessioni di terapia possono concentrarsi sull'affrontare questioni specifiche come il recupero da un trauma, la gestione dell'ansia, il trattamento della depressione, i conflitti relazionali o gli obiettivi di sviluppo personale. I terapisti adattano il loro approccio in base ai punti di forza, alle preferenze e alle esigenze terapeutiche uniche di ciascun cliente. Sessioni terapeutiche regolari forniscono supporto, incoraggiamento e guida continui mentre gli individui lavorano verso la guarigione, la crescita personale e il raggiungimento degli obiettivi di vita desiderati.

Capitolo dieci

Creazione di un piano di terapia somatica personale

La creazione di un piano di terapia somatica personale implica l'adattamento delle pratiche terapeutiche ai bisogni e agli obiettivi individuali, favorendo la guarigione, la resilienza e la crescita personale attraverso un approccio olistico che integra mente e corpo. Questo piano completo comprende la valutazione delle esigenze e degli obiettivi personali, la progettazione di una routine pratica personalizzata, il monitoraggio dei progressi, l'adeguamento delle tecniche secondo necessità e il superamento delle sfide per mantenere la motivazione e l'impegno nel processo terapeutico.

Valutare le tue esigenze e i tuoi obiettivi

Valutare le tue esigenze e i tuoi obiettivi è il passo fondamentale nella creazione di un piano di terapia somatica personale. Implica l'autoriflessione, l'esplorazione delle sfide attuali e l'identificazione dei risultati desiderati per la terapia. Gli individui possono valutare vari aspetti della loro vita, tra cui il benessere emotivo, i livelli di stress, la salute fisica, le dinamiche relazionali e gli obiettivi di sviluppo personale.

L'autovalutazione implica l'identificazione di sintomi o problemi specifici che possono trarre beneficio dalla terapia somatica, come stress cronico, ansia, sintomi legati al trauma o difficoltà nella regolazione emotiva. Implica anche il chiarimento degli obiettivi personali della terapia, come il miglioramento del benessere generale, il rafforzamento della resilienza, lo sviluppo di capacità di coping o la guarigione dalle esperienze passate.

Durante questa fase, le persone possono trarre beneficio dalla consulenza di un terapista somatico qualificato o di un operatore sanitario per ottenere informazioni su potenziali aree di interesse e approcci terapeutici appropriati. I terapisti possono aiutare gli individui a identificare modelli sottostanti, fattori scatenanti e barriere al benessere, guidandoli nella formulazione di obiettivi terapeutici realistici e raggiungibili.

Progettare una routine pratica personalizzata

Progettare una routine di pratica personalizzata implica la selezione e l'integrazione di tecniche somatiche che rispondono ai bisogni e agli obiettivi identificati, creando un piano strutturato per la pratica regolare e l'integrazione nella vita quotidiana. Una routine personalizzata include tipicamente una combinazione di esercizi somatici, pratiche di consapevolezza e attività di cura di sé adattate alle preferenze, ai punti di forza e agli obiettivi terapeutici individuali. Le tecniche somatiche possono includere esercizi di consapevolezza del corpo, respirazione, rilassamento muscolare progressivo, tecniche di esperienza somatica o pratiche di movimento consapevole come lo yoga o il Tai Chi. Queste tecniche aiutano le persone a coltivare una maggiore consapevolezza delle sensazioni corporee, a regolare l'eccitazione fisiologica e a promuovere il rilassamento e la guarigione emotiva.

Le pratiche di consapevolezza completano le tecniche somatiche migliorando la consapevolezza del momento presente, l'accettazione non giudicante di pensieri ed emozioni e l'autoconsapevolezza compassionevole. Pratiche di meditazione come la meditazione della scansione corporea, la respirazione consapevole o la meditazione della gentilezza amorevole supportano la regolazione emotiva, la riduzione dello stress e l'integrazione dei processi mente-corpo. Incorporare attività di cura di sé in una routine personalizzata promuove il benessere olistico e la resilienza. Queste attività possono includere un sonno adeguato, un'alimentazione equilibrata, un esercizio fisico regolare, l'espressione creativa, la connessione sociale e tecniche di rilassamento come scrivere un diario, trascorrere del tempo nella natura o impegnarsi in hobby che promuovono il rilassamento e il divertimento.

Monitoraggio dei progressi e tecniche di adeguamento

Monitorare i progressi e adattare le tecniche implica monitorare i risultati terapeutici, valutare l'efficacia delle pratiche somatiche e apportare le modifiche necessarie per ottimizzare la guarigione e la crescita personale. Il monitoraggio dei progressi consente alle persone di riflettere sulle proprie esperienze, identificare tendenze o cambiamenti nei sintomi e celebrare i traguardi raggiunti attraverso la terapia somatica. Gli individui possono utilizzare vari metodi per tenere traccia dei progressi, come tenere un diario o un diario per registrare pensieri, emozioni e sensazioni fisiche prima e dopo le sessioni somatiche. Questa pratica aiuta le persone a notare modelli, fattori scatenanti e miglioramenti nel benessere nel tempo, fornendo preziose informazioni sull'impatto della terapia somatica sulla vita quotidiana.

Controlli regolari con un terapista somatico o un operatore sanitario supportano il monitoraggio dei progressi rivedendo gli obiettivi, discutendo sfide o successi e adattando di conseguenza le strategie terapeutiche. I terapisti possono offrire indicazioni su come perfezionare le tecniche somatiche, esplorare nuovi approcci o modificare le routine pratiche per affrontare esigenze e obiettivi terapeutici in evoluzione.

L'adattamento delle tecniche implica flessibilità e apertura alla sperimentazione di diverse pratiche somatiche o alla modifica delle routine esistenti in base alle preferenze e alle risposte individuali. Ad esempio, gli individui possono esplorare variazioni della meditazione consapevole, provare nuovi esercizi somatici o incorporare ulteriori attività di cura di sé per migliorare il benessere generale e la resilienza.

Superare le sfide e rimanere motivati

Superare le sfide e rimanere motivati è essenziale per mantenere nel tempo l'impegno verso un piano di terapia somatica personale. Durante la terapia possono sorgere sfide, come resistenza al cambiamento, disagio emotivo, vincoli di tempo o battute d'arresto in corso. Lo sviluppo di strategie di resilienza e di coping supporta gli individui nell'affrontare le sfide e nel sostenere la motivazione per la pratica terapeutica. Costruire una rete di supporto di amici, familiari o compagni di terapia può fornire incoraggiamento, convalida e assistenza pratica nei momenti difficili. Condividere esperienze, cercare consigli e ricevere empatia dagli altri favorisce un senso di connessione e sostegno reciproco, migliorando la motivazione e la resilienza nel percorso terapeutico.

Praticare l'autocompassione implica trattare se stessi con gentilezza, comprensione e accettazione durante i momenti di lotta o di insicurezza. L'autocompassione coltiva la resilienza emotiva, riduce l'autocritica e promuove un dialogo interiore nutriente che sostiene la perseveranza e l'impegno verso gli obiettivi terapeutici. Stabilire aspettative realistiche per la terapia implica riconoscere che la guarigione e la crescita personale avvengono gradualmente e possono comportare periodi di progresso e battute d'arresto. Abbracciare il processo di cambiamento, imparare dalle sfide e celebrare le piccole vittorie lungo il percorso promuove una prospettiva positiva e una motivazione sostenuta per la terapia somatica.

Esplorare gli ostacoli al progresso, come la paura del cambiamento, il perfezionismo o le convinzioni autolimitanti, consente agli individui di sviluppare strategie per superare gli ostacoli e migliorare la resilienza. I terapisti possono offrire indicazioni su come affrontare sfide specifiche, sviluppare capacità di coping e coltivare una mentalità di crescita che supporti la resilienza e le strategie di coping adattive.

Capitolo undici

Casi di studio e storie di successo

Esempi di vita reale di guarigione somatica

Esempi di vita reale di guarigione somatica illustrano il potere formativo del sistema nervoso trautonomico della terapia somatica nell'affrontare un'ampia gamma di sfide psicologiche e fisiche. Questi casi di studio evidenziano come gli approcci somatici, che integrano tecniche orientate al corpo con interventi psicologici, supportano gli individui nella guarigione dal trauma, nella riduzione dello stress, nel miglioramento della regolazione emotiva e nella promozione del benessere generale.

Ad esempio, consideriamo il caso di Sarah, una sopravvissuta a un trauma infantile che ha lottato con ansia cronica e ipervigilanza. Attraverso sessioni di terapia somatica che incorporano tecniche come l'esperienza somatica e pratiche basate sulla consapevolezza, Sarah ha imparato a identificare e rilasciare la tensione immagazzinata nel suo corpo associata ad esperienze traumatiche passate. Nel corso del tempo, Sarah ha riportato una riduzione dei sintomi di ansia, un miglioramento della qualità del sonno e una maggiore resilienza emotiva. Concentrandosi sulle sensazioni corporee e regolando le risposte del sistema nervoso, la terapia somatica ha aiutato Sarah a ritrovare un senso di sicurezza e di empowerment nella sua vita quotidiana.

Un altro esempio è James, che ha sperimentato dolore cronico e disagio emotivo a seguito di un incidente stradale. I trattamenti medici tradizionali fornivano un sollievo limitato, spingendo James a esplorare la terapia somatica come approccio alternativo alla gestione del dolore. Attraverso sessioni che includevano biofeedback, esercizi di movimento delicato e tecniche di rilassamento guidato, James ha imparato a modulare le sue risposte fisiche al dolore e a ridurre la reattività emotiva. Di conseguenza, James ha riferito di una diminuzione dell'intensità del dolore, di una migliore mobilità e di un maggiore benessere emotivo. La terapia somatica ha consentito a James di coltivare pratiche di cura di sé e di riacquistare un senso di controllo sulla sua salute e sul suo percorso di recupero.

Questi esempi di vita reale dimostrano la natura olistica della guarigione somatica, sottolineando l'interconnessione tra mente e corpo nel promuovere la resilienza e favorire la crescita personale. Affrontando gli aspetti fisiologici e psicologici del benessere, la terapia somatica offre a individui come Sarah e James un percorso verso la guarigione, l'empowerment e il miglioramento della qualità della vita.

Interviste con operatori di terapia somatica

Le interviste con i professionisti della terapia somatica forniscono preziose informazioni sui fondamenti teorici, sulle tecniche terapeutiche e sulle applicazioni cliniche degli approcci somatici nella salute mentale e nel benessere. I professionisti condividono le loro competenze, esperienze cliniche e prospettive sull'integrazione delle terapie orientate al corpo con le modalità psicoterapeutiche tradizionali.

La dottoressa Maya Johnson, terapista somatica autorizzata, discute i principi dell'esperienza somatica e la sua applicazione nel recupero dal trauma. Il dottor Johnson sottolinea l'importanza di monitorare le sensazioni corporee, facilitare la regolazione del sistema nervoso e promuovere la sicurezza e il contenimento nelle sessioni terapeutiche. Spiega come le tecniche somatiche, come la pendulazione e la titolazione, aiutano i clienti a elaborare e integrare gradualmente i ricordi traumatici, supportando la guarigione emotiva e la resilienza.

In un'altra intervista, il dottor Michael Chen, un praticante di Integrative Body-Mind Training (allenamento integrativo corpo-mente), esplora l'intersezione tra meditazione consapevole e pratiche somatiche nel promuovere la riduzione dello stress e il benessere emotivo. Il Dr. Chen discute l'obiettivo dell'allenamento integrativo corpo-mente sulla coltivazione della chiarezza mentale, sul miglioramento delle capacità di autoregolamentazione e sulla promozione dell'integrazione mente-corpo attraverso pratiche guidate di consapevolezza e tecniche di consapevolezza del corpo. Mette in evidenza i risultati della ricerca sull'efficacia dell'allenamento integrativo corpo-mente nel migliorare il controllo dell'attenzione, la regolazione emotiva e gli indicatori di salute fisiologica.

Queste interviste con i professionisti della terapia somatica forniscono una comprensione sfumata di come diversi approcci, come l'esperienza somatica, l'analisi bioenergetica e l'allenamento integrativo corpo-mente, affrontano obiettivi terapeutici unici e popolazioni di clienti. I professionisti condividono esempi di casi, intuizioni terapeutiche e considerazioni etiche nell'integrazione delle tecniche somatiche con la psicoterapia convenzionale, migliorando i risultati del trattamento e promuovendo il benessere olistico.

Testimonianze di persone che ne hanno beneficiato

Le testimonianze di individui che ne hanno beneficiato offrono resoconti di prima mano di esperienze personali con la terapia somatica, evidenziando il profondo impatto di questi approcci terapeutici sulla guarigione emotiva, sulla crescita personale e sulla resilienza. Gli individui condividono i loro viaggi volti a superare le sfide, scoprire risorse interiori e ottenere cambiamenti formativi del sistema nervoso traumatico nelle loro vite attraverso pratiche somatiche.

Emily, sopravvissuta alla violenza domestica, racconta come le sessioni di terapia somatica l'hanno aiutata a riconnettersi con il suo corpo e a ritrovare un senso di sicurezza e di empowerment. Attraverso tecniche come esercizi di radicamento e movimenti delicati, Emily ha imparato a rilasciare la tensione fisica e il disagio emotivo associati al trauma. Descrive come la terapia somatica le ha permesso di sviluppare una maggiore consapevolezza di sé, ricostruire la fiducia nel suo corpo e coltivare relazioni più sane.

John, un veterano di guerra affetto da disturbo da stress post-traumatico, racconta la sua esperienza con le tecniche di esperienza somatica. John spiega come le sessioni incentrate sul rilevamento delle sensazioni corporee e sul completamento delle risposte di sopravvivenza interrotte gli hanno permesso di rilasciare gradualmente il trauma immagazzinato e ridurre i sintomi di ipereccitazione. Attribuisce alla terapia somatica il merito di averlo aiutato a ritrovare la stabilità, a migliorare la qualità del sonno e a riconnettersi con il suo senso di scopo e resilienza.

Queste testimonianze sottolineano il potenziale formativo del sistema nervoso trautonomico della terapia somatica nel promuovere il recupero dal trauma, gestire i sintomi legati allo stress e migliorare il benessere generale. Gli individui esprimono gratitudine per il supporto compassionevole, la guida terapeutica e le cure personalizzate ricevute dai terapisti somatici, sottolineando l'importanza di un approccio centrato sul cliente nel favorire la guarigione e l'empowerment.

Condividendo le loro storie, le persone che hanno beneficiato della terapia somatica contribuiscono a una narrativa crescente di resilienza, speranza e empowerment personale. Le loro testimonianze ispirano gli altri a esplorare approcci somatici, cercare supporto per le sfide della salute mentale e abbracciare strategie olistiche per la guarigione e il benessere.

Conclusione

Congratulazioni per aver completato "Tecniche di terapia somatica per principianti: il comprovato manuale di auto-calmante per il rilascio del trauma, l'equilibrio mente-corpo e lo sviluppo della resilienza". Durante questo viaggio, hai esplorato il potere formativo del sistema nervoso trautonomico delle pratiche somatiche, strumenti che ti consentono di affrontare le sfide della vita con resilienza, grazia e consapevolezza di sé. Come hai imparato, la terapia somatica offre più che semplici tecniche; è una filosofia radicata nella consapevolezza che i nostri corpi contengono saggezza e potenziale di guarigione. Sintonizzati sulle sensazioni fisiche, regolando il respiro e impegnandoti in movimenti consapevoli, hai intrapreso un percorso di profonda scoperta di te stesso e di crescita.

Rifletti sulle tue esperienze con esercizi di radicamento, tecniche di respirazione e rilassamento muscolare progressivo. Nota come queste pratiche ti hanno aiutato a rilasciare la tensione, a calmare il tuo sistema nervoso e a coltivare una connessione più profonda tra mente e corpo. Ogni passo che hai compiuto è stato una testimonianza del tuo impegno per la cura di te stesso e il tuo benessere. Ricorda, la guarigione non è lineare: è un viaggio di alti e bassi, momenti di chiarezza e momenti di sfida. Mentre continui a integrare le tecniche somatiche nella tua vita quotidiana, sii gentile con te stesso. Abbraccia ogni momento come un'opportunità di crescita e apprendimento, confidando nella tua innata capacità di resilienza e formazione traumatica del sistema nervoso.

Le storie di resilienza e empowerment condivise in questo libro servono a ricordarci che non sei solo su questo percorso. Molti hanno camminato prima di te, superando ostacoli e trovando forza nel loro viaggio verso la guarigione. Lascia che le loro esperienze ti ispirino a perseverare, a cercare supporto quando necessario e a onorare il tuo percorso unico verso il benessere. Che tu stia attraversando il recupero da un trauma, cercando un maggiore equilibrio mente-corpo o semplicemente esplorando nuovi modi per migliorare il tuo benessere, sappi che la terapia somatica offre una vasta gamma di strumenti e approfondimenti per supportarti. Abbi fiducia nella saggezza del tuo corpo, coltiva la compassione per te stesso e celebra ogni passo avanti nel tuo viaggio.

Grazie per aver consentito a "Tecniche di terapia somatica per principianti" di essere il tuo compagno in questo processo formativo del sistema nervoso trautonomico. Possa tu continuare a coltivare la tua connessione mente-corpo, abbracciare la tua innata resilienza e vivere una vita piena di vitalità, autenticità e profonda scoperta di te stesso. Brindiamo alla tua continua crescita, guarigione e benessere.